reinhardt

Reinhardts Gerontologische Reihe
Band 33

Wilhelm Stuhlmann

Demenz – wie man Bindung und Biographie einsetzt

Mit 3 Abbildungen und 11 Tabellen

Ernst Reinhardt Verlag München Basel

Dr. med. *Wilhelm Stuhlmann*, Erkrath, Diplom-Psychologe und Arzt für Neurologie und Psychiatrie, ist in eigener Praxis und in der Aus- und Weiterbildung, Supervision und Beratung in den Bereichen Altenhilfe, Geriatrie und Gerontopsychiatrie tätig; er ist Erster Vorsitzender des Landesverbandes der Alzheimer Gesellschaften NRW e. V.

Bibliografische Information der Deutschen Bibliothek

Die Deutsche Bibliothek verzeichnet diese Publikation in der Deutschen Nationalbibliografie; detaillierte bibliografische Daten sind im Internet über <http://dnb.ddb.de> abrufbar.
ISBN 3-497-01724-8
ISSN ISSN 0939-558X

Printed in Germany
Reihenkonzeption Umschlag: Oliver Linke, Augsburg
Satz: ew print & medien service gmbh, Würzburg
Druck und Bindung: Friedrich Pustet, Regensburg

Ernst Reinhardt Verlag, Kemnatenstr. 46, D-80639 München
Net: www.reinhardt-verlag.de   Mail: info@reinhardt-verlag.de

Inhalt

Anhang

Einleitung

Psycho-soziale Entwicklung auf der Grundlage innerer und äußerer Sicherheit ist die Voraussetzung für Selbstentfaltung, Selbststeuerung und seelische Gesundheit.

Die Entwicklungspsychologie spannt den Bogen der menschlichen Entwicklung von den frühesten Erfahrungen bis zu den Bedingungen des höheren Lebensalters. Für jede Entwicklungsstufe gelten eigene Bedingungen und Entwicklungsaufgaben. Das Fundament psychischer Stabilität, das Streben nach Erfüllung primärer Bedürfnisse in allen Lebensabschnitten, bleibt lebenslang steuernd für das Erleben, die Motivation und das Verhalten. Das Bindungskonzept von John Bowlby ist eines dieser Fundamente, das in den letzten Jahren an Eigenständigkeit innerhalb der verschiedenen psychologischen Konzepte gewonnen hat. Die grundlegende Erfahrung von Bindungssicherheit, die Entwicklung von inneren Modellen einer Bindung und die Störungen des Bindungsprozesses sind Ansätze, die zunächst bei Kindern und dann aber auch bei Erwachsenen untersucht worden sind.

Zur Bedeutung des Bindungskonzeptes im höheren Lebensalter, insbesondere bei Demenz, gibt es bisher nur wenige Berichte. Eine Leitidee dieses Buches ist deshalb, die Wirkungen positiver Bindungserfahrungen auf die lebenslange Verfügbarkeit und Nutzung von Ressourcen zur Alltagsbewältigung von Lebenskrisen und von schwerer Krankheit zu beschreiben. Auf der Grundlage der Bindungstheorie sollen die verschiedenen Konzepte der Therapie und der Pflege bei Personen mit Demenz aus einer anderen Perspektive betrachtet werden. Die Kernaussagen dieser Konzepte bleiben gültig, aber durch die Möglichkeit des Perspektivenwechsels können neue Chancen in diesen Ansätzen für die Arbeit mit demenzkranken Personen entdeckt und in der Praxis umgesetzt werden. Es wird deutlich, dass diese Konzepte nicht nur durch ihre Techniken, sondern zuerst durch die menschliche Basis der Beziehung, die Haltung und die Bereitschaft, sich als sicheren Hafen und als feinfühlige und zuverlässige Bindungsperson zur Verfügung zu stellen, wirken. Gute theoretische Kenntnisse und die Bereitschaft zur Reflektion der eigenen Beziehungsanteile in der Arbeit mit alten Menschen sind dabei keine Gegensätze.

Die Bedeutung der Bindungssicherheit als Quelle von Ressourcen hat in den letzten Jahren unter dem Aspekt der Bewältigung schwerer

Erkrankungen wie der Demenz zugenommen. Ganz allgemein kann nach Nestmann (1996) alles, was von einer bestimmten Person in einer bestimmten Situation wertgeschätzt wird oder als hilfreich erlebt wird, als eine Ressource betrachtet werden. Gemeint sind Ressourcen, als das persönliche Rüstzeug bei der Wahrnehmung, Beurteilung und Bewältigung von Problemen in Krisen und bei Krankheit. Jede Person ist im Besitz von Ressourcen, die sie befähigen, eine Herausforderung auf eine persönliche Weise zu lösen. Ressourcen erkennen und mobilisieren bedeutet, die Stärken einer Person zu erkennen und zu nutzen – auch bei schwerer und chronischer Krankheit. Wege zu den Stärken finden sich in der persönlichen Lebensgeschichte, den lebenslangen Erfahrungen der Verfügbarkeit von Quellen der Kräfte zur Bewältigung.

Dabei stellt sich eine Reihe von Fragen. Dieses Buch ist ein Versuch, den praxisorientierten Umgang mit den Ressourcen aller Beteiligten bei der Arbeit mit demenzkranken Personen um die Erkenntnisse aus der Bindungsforschung zu bereichern.

- Welche Bedeutung haben Erfahrungen in der frühen Lebensgeschichte und mit den ersten Bezugspersonen auf die Bindung im späteren Leben?
- Wie wirkt sich die Suche nach einer sicheren Bindung in einer Situation aus, in der das Bedürfnis nach Sicherheit und der Nähe einer Person besonders groß ist, wie im Falle einer Demenzerkrankung?
- Wie können Erkenntnisse aus der Bindungsforschung in der praktischen Arbeit mit demenzkranken Personen umgesetzt werden?
- Was sind Ressourcen, wie entstehen Ressourcen und wie werden sie erworben?
- Wie können verschüttete Ressourcen wieder aufgespürt und aktiviert werden?
- Wie können die bekannten Konzepte der Pflege und Betreuung unter der Perspektive der Bindungssicherheit neu gesehen werden?
- Wie kann Ressourcenorientierung in der Pflege gefördert werden?
- Welche Zugänge und Methoden gibt es hierzu?
- Welche Bedeutung haben die eigenen Bindungserfahrungen der Pflegenden?
- Wie wirkt sich die Wechselseitigkeit von Bindung aus Sicht der Pflegenden aus?
- Wie können Ressourcen und Bindung präventiv erkannt und gefördert werden?

1 Bindung

Bowlby (1969) entwickelte die Theorie der Entstehung und Bedeutung von Bindung. Er beschreibt diese als ein individuelles inneres Muster, das die Einstellung zu sich selbst und den Mitmenschen charakterisiert. Eine geglückte Bindung kann zur psychischen Gesundheit beitragen und ein kompetentes und zufriedenes Leben unterstützen. Jeder Mensch ist in der ersten Lebensphase auf die Versorgung, den Schutz und die Hilfe von Bezugspersonen (Bindungspersonen) angewiesen. Ohne diese Personen ist ein Überleben nicht möglich.

Die Geschichte der Bindungsforschung ist noch relativ jung. Eine aktuelle und umfassende Übersicht über den Stand der klinischen Bindungsforschung geben Strauss (2002) und Ettrich (2004). Aber auch hier bleiben das höhere Lebensalter und Krankheitsentwicklungen wie Demenz unter Bindungsaspekten völlig ausgespart.

Zunächst werden der Begriff der Bindung erläutert und die verschiedenen Ausprägungsformen (Typen) von Bindung beschrieben. Es soll deutlich werden, dass bis ins höheren Lebensalter die Wurzeln früher Bindungserfahrungen sichtbar bleiben und im Umgang und der Pflege nicht nur beachtet werden müssen, sondern Kenntnisse über das Bindungskonzept in verschiedenen Pflege- und Therapieansätzen der Altenpflege sehr hilfreich umgesetzt werden können.

1.1 Der Begriff der Bindung

Bowlby geht davon aus, dass es ein biologisch angelegtes Bindungssystem gibt, das einen Säugling und ein Kleinkind dazu veranlasst, im Falle einer Gefahr die Nähe eines Menschen zu suchen, der Schutz und Sicherheit garantieren kann – zu einer Bindungsperson. In der Entwicklungsgeschichte der Arten hat Bindung die Bedeutung der Sicherung der Brutpflege und Arterhaltung sowie des Schutzes vor Räubern und Feinden.

Hauptbindungsperson ist normalerweise diejenige Bezugsperson, mit der das Neugeborene in seinen ersten Lebensmonaten den intensivsten und häufigsten Kontakt hat. Neben der Mutter kommt hier immer häufiger auch der Vater ins Spiel. Erste Bezugspersonen können aber auch die Großeltern, Geschwister oder andere Personen sein. Die Erfahrungen im Kontakt mit dieser Bindungsperson sind spezifisch und bleiben, wie Untersuchungen zeigen, über viele Jahre – vermutlich sogar lebenslang – wirksam. Es entsteht ein inneres Muster dieser ersten Beziehung, das tief in der Psyche verankert wird. Hier entwickeln sich die Wurzeln einer seelischen Stabilität durch die Erfahrung grundlegenden Vertrauens und bedingungsloser Zuwendung. Bindung kann später auch zu Tieren, unbelebten Objekten u. a. aufgebaut werden. Die Bindung an ein Objekt wurde von anderen Autoren auch als Übergangsobjekt bezeichnet und wird später ausführlich in seiner Bedeutung für die Arbeit mit demenzkranken Personen beschrieben.

Bindungen erfüllen zwei wesentliche Funktionen. Sie sollen sowohl Schutz und Entspannung bei Angst und Gefahr sicherstellen als auch ein aktives Erkunden der Umwelt von einer sicheren Basis aus fördern. Beide Aspekte sind notwendige Voraussetzungen für Anpassung und Umwelterkundung auch im biologischen Sinn. Daher ist ein Zeichen einer sicheren Bindung auch die konzentrierte und aktive Auseinandersetzung mit der Umwelt und deren Erkundung (Explorieren). Das ist ohne Risiko möglich, wenn im Schutz der Bindungsperson die Umwelt sicher ist oder bei drohender Gefahr sofort Schutz gesucht werden kann. Allein die Gewissheit, dass die Bindungsperson verfügbar ist, oder die Möglichkeit, die Sicherheit der Bindung über eine Distanz durch Blickkontakt oder andere Signale herstellen zu können, reichen in vielen Situationen aus. Damit wird die Bezugsperson als „Basisstation“ im Sinne eines sicheren Fundaments oder eines sicheren Hafens.

In späteren Phasen des Lebens trägt Bindung dazu bei, ein sicheres Gefühl zu entwickeln, sich vor Verlust von Zuneigung zu schützen, Besitz oder Kontrolle zu behalten und kann helfen, negativen Folgen eines Verlustes zu bewältigen. Auch das Leistungsverhalten und die Möglichkeiten das soziale Netzwerk positiv zu nutzen, sowie Flexibilität im Denken und Handeln stehen im Zusammenhang mit der Bindungsbasis.

Die inneren Vorstellungen von Bindungspersonen und Bindungssituationen werden auch als Bindungsrepräsentation oder inneres Arbeitsmodell bezeichnet. Es entsteht ein inneres Bild von Beziehungen unter den Aspekten der Bindungssicherheit einerseits und der erlebten Unterstützung bei der Persönlichkeitsentfaltung andererseits. Die Auswirkungen dieses inneren Bindungsmodells auf Bindungsmuster im Erwachsenenalter wurden erstmals von Mary Main mit dem Erwachsenen-Bindungsinterview (Adult Attachment Interview, AAI) untersucht. Es fand sich ein deutlicher Einfluss der frühen Bindungserfahrungen auf die inneren Vorstellungen in Bezug auf Bindung beim Erwachsenen.

Die Bindungsmuster sichern die soziale Anpassung und lassen bei positivem Verlauf, eine effektive sozio-emotionale Kompetenz entstehen. Sie können unter unterschiedlichen Lebensbedingungen entweder einen positiven, die Bindungserfahrungen und Bewältigung stärkenden Effekt haben, oder sie können bei negativen Bindungserfahrungen die psycho-soziale Anpassung schwächen und den Boden für psychische Störungen bereiten.

1.2 Die Bindungstypen

Die inneren Bindungsmuster entwickeln sich in ziemlich vorhersagbarer Weise und lassen sich in wenigen charakteristischen Bindungstypen beschreiben. In einer von der Bowlby-Schülerin Mary Ainsworth entwickelten Versuchsanordnung, die mit Kleinkindern im Alter von 12–18 Monaten und ihren Müttern durchgeführt und „Fremde Situation" genannt wird, kann man feststellen, welches Bindungsmuster das Kind entwickelt hat. In dem Test spielen Mutter und Kind zunächst kurz in einem Spiellabor, dann verlässt die Mutter zweimal für 3 Minuten den Raum. Während der Zeit ist eine „freundliche Fremde", für kurze Zeit aber auch niemand, bei dem Kind. Bei den beobachteten Kindern fanden sich grundlegende Verhaltensweisen, die eine Bindung charakterisieren. In der arrangierten Trennung und Wiederkehr der Mutter werden typische Verhaltensmuster sichtbar:

- Das Kind sucht die Nähe der Mutter.
- Es nimmt periodisch Blickkontakt auf, um sich zu vergewissern.
- Erlebt Stress bei Trennung und
- fühlt sich wohl bei der Rückkehr der Mutter.

Maßgeblich für die Beurteilung der Bindung ist das Verhalten des Kindes während der Trennung und beim Wiedersehen mit der Mutter.

Aus diesen Beobachtungen beschrieben Bowlby/Ainsworth zwei grundlegende Varianten der Bindung:

Die sichere Bindung und die unsichere Bindung. Letztere wurde später noch unterteilt in die

- unsicher-vermeidende Bindung,
- unsicher-ambivalente Bindung und die
- unsicher-desorganisierte Bindung.

Zunächst sollen diese vier relativ konstanten Bindungstypen erklärt und die Auswirkungen auf die seelische Entwicklung beschrieben werden. Dabei spielt auch der eigene Bindungstyp der Mutter oder der einer späteren Bezugsperson eine wesentliche Rolle, da Bindung sich immer in einem wechselseitigen Prozess entwickelt.

Es wird nicht nur die Qualität der Mutter-Kind-Beziehung durch das kindliche innere Bild von der Mutter bestimmt, sondern das hier entstehende innere Modell des Kindes bestimmt auch sein Gefühl der Sicherheit und des Vertrauens in späteren Beziehungen. Dies geschieht auf der Basis der Bindungserfahrungen, die in dieser Phase der Persönlichkeitsentwicklung gesammelt wurden. In dem inneren Modell, das wie eine Schablone wirkt, werden weitgehend unbewusst und fast automatisch Beziehungen wahrgenommen und unter dem Aspekt der Sicherheit und Nähe oder Ablehnung und Verweigerung bewertet. Auch später finden sich bei der spontanen Empfindung von Sympathie oder Antipathie in der ersten Begegnung (erster Eindruck) diese Aspekte wieder.

Die typischen Bindungsmuster werden aber nur dann beobachtbar, wenn die Notwendigkeit der Bindung in irgendeiner Weise aktiviert wird, z. B. bei tatsächlichem, bevorstehendem oder befürchtetem Verlust einer Bezugsperson. Die Verhaltensweisen, die dabei ausgelöst werden, um die Sicherheit durch Bindung (wieder) zu erreichen, gelten als arttypisches Verhalten und werden als Bindungsverhalten bezeichnet. Durch Verhaltensweisen wie Weinen, Bewegungen, Rufen oder Lachen als Auslösereize wird das Verhalten der Bindungspersonen auch durch das Bindungsverhalten des Kindes gesteuert.

Die Bindungsresonanz entwickelt sich in den ersten Lebensmonaten, wenn Mutter und Kind sich aufeinander „einspielen“. Das Kind passt sich dabei den Verhaltensweisen der Mutter, zu denen natürlich auch der mütterliche Affekt gehört, an und entwickelt Strategien, wie es damit am besten zurechtkommt. Haben diese Verhaltenweisen Erfolg, werden sie zur wesentlichen Quelle von Ressourcen für die Bewältigungsstrategien im späteren Leben. Sie werden so zur Grundlage der Copingmechanismen des Kindes und später des Erwachsenen, die eingesetzt werden, wenn das Bindungssystem aktiviert wird, das heißt, wenn bei äußerer oder innerer Not Schutz gesucht wird. Das Bindungsniveau wird dabei durch 4 Aspekte bezeichnet:

- Wer ist am wichtigsten bei der Suche von Nähe?
- Bei wem wird Schutz gesucht?
- Wer wird am meisten vermisst?
- Wer ist am zuverlässigsten?

Auch die Person, bei der Bindung gesucht wird, erfüllt einige Voraussetzungen. Wesentliche Eigenschaften für die Ausbildung positiver Bindungsmuster von Seiten der Bezugsperson scheinen zu sein:

- Vorhersagbarkeit des Verhaltens,
- Angemessenheit bzw. Feinfühligkeit des Verhaltens und
- das innere Bindungsmodell aus der eigenen Lebensgeschichte.

Aus der Bindungsforschung hat sich insbesondere die Feinfühligkeit der Bezugsperson als der wesentliche Faktor erwiesen. Diese umfasst ein Bündel von Verhaltensweisen, die auch in anderen Beziehungen, z. B. der Pflege, wirksam sind und im Umgang genutzt werden können, um Bindungssicherheit zu fördern. Diese Elemente können sein:

- Wahrnehmung von Signalen – aufmerksames Beobachten von Mimik, Gestik u. a.
- Richtige Interpretation der Signale aus der Sicht der Person heraus und nicht gefärbt durch die Bedürfnisse der Bezugsperson.
- Prompte Reaktion – verstärkt das Erleben der eigenen Wirksamkeit der pflegebedürftigen Person.
- Angemessene, die Würde wahrende Reaktion (Situations-, Alters- und Krankheitsangemessen).
- Anwendung in Alltagssituationen.

Als Belastung beim Aufbau einer sicheren Bindung wirken sich besonders von Seiten der Mutter nicht verarbeitete traumatische Erlebnisse aus. Personen, die in emotional belastenden Situationen auf eine sichere Bindungsbasis zurückgreifen können, entwickeln sichere innere Muster über das eigene Selbst und die Bindungsfigur. Bei weniger feinfühligen Bindungspersonen ist dies innere Muster eher unsicher.

Im Prozess der Entstehung und Festigung von Bindung formen Kind und Bezugsperson durch wechselseitige Signale die Art und Stabilität der Bindung. Der Prozess verläuft in Phasen, die die psychische und soziale Entwicklung des Menschen begleiten. Köhler (1999) beschreibt diese Phasen unter den Aspekten der Anpassung und psychischen Gesundheit im späteren Leben. Die erste Anpassung erfordert die Koordination der biologischen Rhythmen des Kindes mit der Umwelt (z. B. Ernährung und Schlafen), die zunächst in der Pflege durch die erste Bezugsperson besteht. Je näher sie dabei den sich bildenden Eigenrhythmen des Säuglings kommt, desto schneller gelingt deren Koordination und desto eher kann das Kind ein (unbewusstes) Gefühl, auch das Verhalten der Mutter beeinflussen zu können, entwickeln.

Dazu ein Beispiel: Wenn der Säugling hungrig ist, gibt er dies durch Signale wie Weinen, Unruhe oder Bewegungen zu verstehen. Reflexhafte Verhaltensweisen wie Suchen mit dem Mund, Saugen und Greifen sind dabei integriert. Wenn die Signale von der Bezugsperson richtig verstanden werden und Nahrung angeboten wird, kommt es zu einer raschen Beruhigung des Kindes. Hier wird auch die Grundlage für wesentliche Aspekte der Nahrungsaufnahme gelegt.

Zwischen dem 2. und 8. Lebensmonat sind die Signale sehr intensiv auf die Bezugsperson bezogen, erst später beginnt auch das Interesse an unbelebten Objekten, wie Spielzeug u. a. In dieser Zeit ist im Blickkontakt das Lächeln und das Auslösen von Lächeln durch zärtliche Berührung das entscheidende gegenseitige Bindungssignal. Mutter und Kind stimmen sich nun ihre Gefühlswelt aufeinander ab. So löst der Anblick des Augenpaares der Mutter, die sich in einem Abstand von ca. 40 cm über das Kind beugt, instinktiv und unbewusst ein Lächeln bei einem gesunden Kind aus. Das Lächeln nimmt die Mutter positiv (beglückt) wahr und festigt damit die Bindung von ihrer Seite aus.

Die Qualität der Bindung hängt davon ab, ob es gelingt, den Rhythmus des Kindes und den damit gekoppelten Ausdruck von Gefühlen der Lust und Unlust mit dem Verhalten der Mutter zu koordinieren. Je genauer und intensiver die Gefühle wahrgenommen und angemessen beantwortet werden, desto positiver ist die Bindungsgrundlage für die nun folgende Entwicklungsphase. In dieser Lebensphase wirken sich erzwungene Trennungen durch Krankheit des Kindes oder der Bezugsperson, Krankheiten mit ständigem Schreien, Vernachlässigung u. a. belastend auf die Entwicklung eines positiven Beziehungsmusters aus.

Im Zusammenspiel mit der Mutter lernt das Kind nicht nur ob und wie es seine Erregungszustände mit Hilfe der Mutter regulieren kann, sondern es lernt auch, wie es das Verhalten der Mutter in seinem Sinne durch Ausdruck von Wohlbefinden oder Missbehagen steuern kann. Das klappt meist nicht auf Anhieb. Das Kind gibt aber nicht auf und lernt, dass eine fehlgeschlagene Kommunikation und der damit ausgelöste negative Affekt in einem zweiten oder dritten Anlauf doch noch zu einer mit positivem Affekt einhergehenden Übereinstimmung führen können. Die Frustrationstoleranz wird gesteigert und die Erfahrung verinnerlicht, dass Konflikte lösbar sind.

Der sichere Bindungstyp

Die sichere Bindung ist charakterisiert durch die grundsätzliche Erfahrung unbedingten Vertrauens.

Das Vertrauen in die ersten Bezugspersonen stärkt auch das Vertrauen in die eigene Person und die eigenen Kräfte durch die Erfahrung, allein durch die Existenz Schutz und Zuwendung zu erhalten – ohne jede Bedingung oder Gegenleistung. Es entsteht ein grundlegendes Vertrauen in die Umwelt und in die eigenen Fähigkeiten, alles zu bekommen, um sich sicher zu fühlen:

> „Es wird für mich gesorgt, ich werde beschützt und genährt, ohne dass ich dafür etwas leisten muss, einfach weil ich da bin.“

Hier zeigt sich auch die Nähe zum Konzept des Kohärenzgefühls (entspricht dem Grundvertrauen). Darunter versteht Antonovsky (1997) das Vertrauen beziehungsweise das Gefühl, durch das ein Mensch sein Leben oder das, was in seinem Leben geschieht, als verstehbar, handhabbar oder bedeutsam erlebt. Insbesondere die Komponenten der Handhabbarkeit und Sinnhaftigkeit drücken das Ausmaß aus, in dem ein Mensch wahrnimmt, dass er geeignete Ressourcen zur Verfügung hat, um anstehende Anforderungen bewältigen zu können.

Diese Sichtweise von sich selbst und der Umwelt entspricht einem inneren Muster, auch „inneres Arbeitsmodell“ genannt. Das Kohärenzgefühl hat einen wesentlichen Anteil an diesem Arbeitsmodell und stärkt im positiven Fall die sicheren Bindungsanteile. In der Psychoanalyse finden sich Übereinstimmungen unter dem Begriff der Bindungsrepräsentation und in der Verhaltentherapie im Konzept der kognitiven Schemata.

Grundsätzlich liegt der sicheren Bindung ein positives Bild von anderen Menschen und von sich selbst zu Grunde (Bartholomew 1997).

Auf dieser Basis ist es auch unproblematisch, Unterstützung anzunehmen und zu gewähren.

Zur Förderung sicherer Bindungsanteile ist die Fähigkeit der Bezugsperson wichtig, eine ganze Spanne von positiven und negativen Emotionen und Motivationen wahrnehmen und akzeptieren zu können. Das Kind erfährt, dass es seine Sehnsucht nach Geborgenheit ausdrücken kann, ohne Gefahr zu laufen, von einer Person zurückgewiesen zu werden, die sich selbst und ihrem Kind solche Gefühle nicht gestatten kann. Auch im späteren Leben ist eine sicher gebundene Person eher in der Lage über Ängste, Unbehagen oder Ärger offen zu sprechen. Sie kann und darf auch Eigeninitiative und Autonomiewünsche ausdrücken, ohne dass die gute Beziehung zur Bindungsperson deswegen gefährdet ist. Sichere Bindung ist die Grundlage für die Fähigkeit, auszuhandeln statt zu unterwerfen oder unterworfen zu werden, für Selbstvertrauen und Achtung vor dem Anderen, Frustrationstoleranz, Eigeninitiative und Einfühlungsvermögen. In Beziehungen haben Personen auf der Basis einer sicheren Bindung meist keine Probleme, enge Bindungen einzugehen, auf andere angewiesen oder für andere da zu sein. Sie sorgen sich auch nicht, zeitweise partnerlos zu sein. Das Risiko des als Einsamkeit erlebten Alleinseins ist hier am geringsten. Bei einer sicheren Bindung können im Fall einer Trennung von einer Person (oder Wohnung, Haustier u. a.), dem Erleben von Abhängigkeit, Einschränkungen der Autonomie und Selbstkontrolle ertragen werden, wenn Gewissheit besteht, auf eine sichere Basis zurückgreifen zu können.

Der unsichere Bindungstyp

Die unsichere Bindung zeigt mehrere Varianten in der Entwicklung, je nach dem welche früheren Erfahrungen mit Nähe und Distanz gemacht wurden. Im Allgemeinen hat ein Kind mit unsicherer Bindung Probleme, liebevolle vertraute Verbindungen einzugehen und zu genießen. Bindungsunsicherheit entsteht durch das Erleben müssen von Unzuverlässigkeit, Wechselhaftigkeit, Hunger und Durst sowie Nicht-Verfügbarkeit, Verweigerung oder Entzug von Unterstützung. Auch Überbehütung, starke Kontrolle oder Überstimulation wirken sich negativ aus, da die Fähigkeit zur Exploration blockiert wird.

Der unsicher-vermeidende Bindungstyp

Durch die ständige Erfahrung einer vorhersagbaren Zurückweisung der Anlehnungsbedürfnisse, intensiviert sich zunächst die Suche nach Nähe und Sicherheit; das Bindungsverhalten wird aktiviert und das Kind wendet sich erst recht ängstlich an die Bezugsperson. Da diese aber Nähe zurückweist und den Hautkontakt verweigert, bleibt das auf Schutzsuche ausgerichtete Bindungssystem weiter erfolglos aktiviert. Diese Frustration löst schließlich Wut aus. Da aber auch die Wut wirkungslos bleibt, fühlt sich am Ende das abgewiesene Kind furchtsam und ängstlich in jeder Situation, in der normalerweise Liebe und Sehnsucht entstehen.

Gelingt es nicht, eine effektive Kommunikation mit dem Ergebnis einer Beruhigung herzustellen, erlebt sich das Kind als wirkungslos und hilflos, es zieht sich zurück. Der Gesichtsausdruck wird ausdrucksloser, der Blick leerer, das Lächeln hört auf und eine zunehmende Apathie entsteht. Dies wird insbesondere bei Vernachlässigung sehr häufig beobachtet. Das Kind verwendet seine ganze Energie nun darauf, die negativen Gefühle unter Kontrolle zu halten. Der Austausch mit der Umwelt wird eingeschränkt. Oft tröstet sich das Kind mit einem unbelebten Objekt wie mit Daumen oder Schnuller, es fängt an zu schaukeln.

Diese mit negativen Gefühlen verbundenen Erfahrungen bestimmen nun die Erwartungen. Jede neue Situation wird von vornherein als beängstigend erlebt und mit Rückzug beantwortet. Der Rückzug wird zu einer Bewältigungsstrategie. Da die negativen Erwartungen auch in Situationen aktiviert werden, die einen positiven Ausgang nehmen könnten, werden positive Bewältigungserfahrungen kaum mehr möglich.

Der von den beziehungsvermeidenden Kindern gefundene Ausweg ist die Abwendung der Aufmerksamkeit von der Bindungsperson und eine allgemeine Vermeidung von Situationen, in denen das Bindungssystem aktiviert werden könnte. Sie haben gelernt, sich nur auf die eigene persönliche Stärke wirklich verlassen zu können.

Auch wenn diese Personen äußerlich eher unbeteiligt wirken, zeigen sie Anzeichen einer vegetativen Überregulation der Emotionen, die sich vor allem in vegetativen Stressreaktionen zeigt, ohne dass dies nach außen zum Ausdruck kommt.

Diese Personen fühlen sich später auch ohne enge Beziehungen wohl und verneinen das Bedürfnis nach Nähe. Sie wollen auf niemanden angewiesen sein und möchten auch nicht, dass andere von ihnen abhängen oder sie anderen etwas schuldig sind. Sie möchten niemanden „zur Last fallen".

Wenn sich das vermeidende Verhalten über längere Zeit mit starker Ängstlichkeit verbindet, bleibt der Wunsch nach einer engen Bindung wirksam. Diese Personen wünschen sich zwar enge Bindungen, finden es aber schwierig, anderen zu vertrauen oder von ihnen abhängig zu sein. Aus Angst, gekränkt werden zu können, lassen sie niemanden wirklich nah an sich heran. Die Gefahr unter Einsamkeit zu leiden ist hier am größten. Im Fall eines inneren Modells, das durch unsichere Bindungserfahrungen geprägt ist, kommt es bei Trennungen, Bedrohungen der Autonomie und dem Verlust von Kontrolle über das eigenen Leben zu einem Verhaltenmuster, das von Depression, Regression und Ängsten geprägt ist.

Auch Drohungen mit einer Trennung nach dem Muster „Wenn du nicht zu weinen aufhörst, lasse ich dich allein." verändern das Bindungsverhalten in Richtung Vermeidung. Die Kinder hören auf zu weinen – um den Preis späterer psychischer Störungen.

Die Eltern der Kinder mit vermeidender Bindung weisen selbst oft auch dieses beziehungsablehnende Muster auf. Mütter der Kinder mit unsicher-vermeidender Bindung werden häufig als distanziert und Beziehung ablehnend beschrieben. Sie haben wenige Erinnerungen an ihre Kindheit und neigen dazu, die Eltern und deren Erziehungsmethoden zu idealisieren, ohne dass sie konkrete Begebenheiten erzählen können, die dies rechtfertigen. Oft werden die Eltern idealisiert bei gleichzeitiger Schilderung von Erfahrungen fehlender Wärme.

Der unsicher-ambivalente Bindungstyp

Für die Pflege älterer Menschen ist ein anderer Typ der unsicheren Bindung ebenso wichtig – die unsicher-ambivalente (ängstlich-abhängige) Bindung. Personen mit dieser zwiespältigen Bindung haben die Erfahrung gemacht, dass die frühen Bezugspersonen im Verhalten in unvorhersehbarer Weise mal angemessen waren und mal nicht. Oft waren ihre Mütter ängstlich, schwach und inkompetent und vermochten keinen Schutz zu bieten. Bei Angst und Unsicherheit erlebten diese Personen keine Beruhigung durch eine sichere Bezugsperson und verstärkten ihr Bindungsverhalten durch anklammerndes und ängstliches Verhalten. Eine Mutter, die in Notfällen selbst in Panik gerät, klammert sich unter Umständen ihrerseits an das Kind. Es entsteht eine gegenseitige Verstrickung, bei der das Kind für die Beruhigung der Mutter möglicherweise als Partnerersatz benötigt (missbraucht) wird. Wenn die Mutter das Kind in dieser Weise an sich bindet, ist dem Kind der Ausweg der beziehungsvermeidenden Kinder – sich abzuwenden – versperrt. Diese Kinder lernen zwangsläufig sehr früh, sich mehr auf den inneren Zustand der Mutter einzustellen als auf ihren eigenen. Auch im späteren Leben bleiben sie in ihrer problematischen Kindheitsgeschichte verstrickt. Idealisierung, Wut und Abhängigkeitsgefühle bestehen nebeneinander. Noch immer kämpfen sie darum, ihren Eltern oder späteren Elternfiguren, zu Gefallen zu sein oder von ihnen Gerechtigkeit zu erfahren. Diese Menschen leiden ohne feste Beziehung. Sie möchten am liebsten eins sein mit einer anderen Person, gewinnen aber den Eindruck, dass andere Personen das Bedürfnis nach Nähe nicht gleichermaßen teilen und sorgt sich, nicht genug geschätzt zu werden. Die Gründe dafür, sich als zu wenig geschätzt und geliebt zu erleben, werden aber fatalerweise bei sich selbst gesucht.

Der desorganisierte/desorientierte Bindungstyp

Dieser Bindungstyp findet sich im Rahmen psychischer Störungen recht häufig. Es sind die Kinder, die im Verhalten während der „fremden Situation“ einzelne Verhaltenabläufe von desorganisiertem/desorientiertem Verhalten aufweisen. Oft ist das Verhalten nicht klassifizierbar und es sind merkwürdige Sequenzen eingestreut. Diese Verhaltenssequenzen können aus eigenartigen Bewegungen, plötzlichen Erstarrungen und in geistiger Abwesenheit bestehen.

Bis zum Schulalter haben die meisten dieser Kinder eine Strategie gefunden: sie verhalten sich anderen gegenüber bevormundend und kontrollierend.

Gleiches gilt für in der Kindheit erfahrene schwere Traumatisierung, etwa Misshandlungen oder Missbrauch durch einen Elternteil oder eine nahe Bezugsperson. Das Kind hat keine Möglichkeit, dieser schlimmen Situation zu entgehen und ist darauf angewiesen, auf jeden Fall eine Bindung einzugehen, wenn auch eine höchst pathologische. Das Kind muss sich in Situationen, in denen das Bindungssystem aktiviert wird, an diese Person wenden. Wenn nun aber diese Person keinen sicheren Hort bietet, sondern ihrerseits Angst auslösend ist, z. B. weil sie das Kind misshandelt, gerät das Kind in eine paradoxe Lage, aus der es keinen Ausweg gibt.

Tabelle 1: Übersicht – Bindungstypen und fremde Situation

Bindungs-Typ	**Mutter anwesend**	**Ankunft der fremden Person**	**Allein mit fremder Person**	**Rückkehr der Mutter**	**Verhalten der Mutter**
Sicher	Aktiv auf die Umwelt zugehend	Positive Reaktion, Neugierde	Verstimmung, fremde Person kann nicht trösten	Sucht Nähe zur Mutter, rasche Beruhigung. Entspannung bei Aufnahme auf den Arm. Wiederaufnahme des Spiels	Prompt, zuverlässig, vorhersehbar; freundlich und zugewandt
Vermeidend	Bleibt in der Nähe der Mutter	Keine Reaktion	Kein Kummer, höchstens Unmut. Mutter und fremde Person werden ähnlich behandelt.	Sucht keine Nähe zur Mutter; ignoriert Mutter, evtl. sogar Abwendung. Bei Nähe kein Widersetzen, keine Entspannung.	Ablehnend, Nähe und Körperkontakt vermeidend
Ambivalent	Bleibt in der Nähe der Mutter	Ängstlich	Reagiert ängstlich, z.T. wütend	Sucht Nähe der Mutter, aber lässt sich nicht beruhigen. Bei Aufnahme widerstrebend	Inkonsistent zugewandt und abweisend. Häufig eingreifend, überbehütend – kontrollierend
Desorganisiert	Bleibt in der Nähe der Mutter	Ängstlich	Ängstlich	Zeigt konfuses Verhalten: Grimassieren, Erstarrung, oder stereotypes Verhalten	Unberechenbar schädigend

Als Erwachsene können Personen mit desorganisierten Anteilen im Beziehungsmuster in einigen Bereichen durchaus gut funktionieren, ein Studium abschließen, hochqualifizierte Aufgaben durchführen, aber sie haben mehr oder weniger große Bereiche des Erlebens, in denen unvorstellbares Grauen herrscht.

Die Befunde zu den einzelnen Bindungstypen werden in Tabelle 1 noch einmal zusammenfassend dargestellt.

Die beschriebenen Bindungstypen sind keine sich einander ausschließenden Merkmale oder Charaktereigenschaften, sondern können in Kombination und Übergangsformen vorkommen. Es ergeben sich sowohl Überschneidungen als auch Wechsel im Laufe der Entwicklung. Anteile verschiedener Bindungstypen können kombiniert sein. So kann eine Person mit überwiegend sicheren Bindungsanteilen durch Erlebnisse oder in bestimmten Situationen mehr unsichere Bindungsanteile aktivieren.

Strauß (2002) stellte daher die Bindungstypen in einen dimensionalen Zusammenhang, der in der folgenden Abbildung dargestellt wird.

1.3 Aktivierung von bindungssuchendem Verhalten

Bindungssuchendes Verhalten, in der Bindungsliteratur auch einfach als Bindungsverhalten bezeichnet, dient dazu, die Nähe zu einer Bindungsperson herzustellen oder aufrecht zu erhalten. Dieses Verhalten

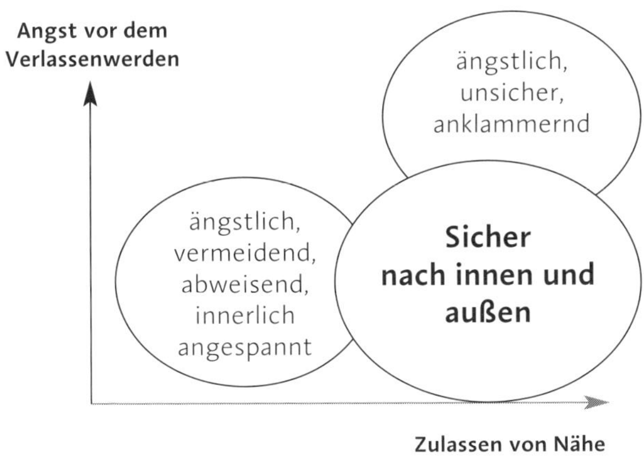

Abbildung 1: Dimensionen von Bindung (nach Strauß 2002)

kann in allen Lebensphasen aktiviert werden und wird vom Bindungsmuster gesteuert. Die Situationen, in denen dieses Bindungsverhalten aktiviert werden muss, können von inneren Impulsen der Angst und Unsicherheit, von Befürchtungen und beängstigenden Gedanken oder des Erlebens eines Mangels, Fehlen einer Person in Sichtweite u. a. ausgelöst werden. Der positive Aspekt des bindungssuchenden Verhaltens ist das bindungsstärkende Verhalten im Rahmen einer bestehenden Bindung zu einer Bezugsperson.

Ob in einer bestimmten Situation Bindungssicherheit erlebt wird und aufrechterhalten werden kann, hängt von folgenden Voraussetzungen ab:

1. Realistische Wahrnehmung der Gefährlichkeit/Ungewissheit einer Situation.
2. Erwartung, dass alle Signale der Hilfsbedürftigkeit aber auch der Wunsch nach ungestörter Exploration feinfühlig beantwortet werden.
3. Erwartung, dass sich die Bindungsperson bei engagiertem Tun nicht ungefragt einmischen wird, aber auch, dass der Schutz nicht verweigert wird.
4. Bei Verunsicherung und Gefahren bei der Umwelterkundung Unterstützung und Anleitung so feinfühlig geben, dass die Aktivität ohne Unterbrechung der Konzentration weiter verfolgt werden kann und mit eigenen Kräften und Fähigkeiten bewältigt werden kann.

Unter guten Bedingungen, die Sicherheit vermitteln, aber auch in einer Situation der vollkommenen Abhängigkeit von einer Bezugsperson, muss Bindungsverhalten nicht aktiviert werden, da die Sicherung der Grundbedürfnisse gegeben ist.

Die Bindungssignale des Blickkontakts und der körperlichen Berührung bleiben für das weitere Leben ein wichtiges Signal für die Aufnahme und Aufrechterhaltung von Beziehungen, Nähe und Sicherheit. Blickkontakt bleibt über das gesamte Leben ein Ausdruck von Suche nach Nähe, von Selbstsicherheit oder durch Vermeidung auch von Zurückweisung und Ablehnung sowie Bedrohung durch einen „bösen Blick“.

Unter dem Aspekt der Bindung reguliert der Blickkontakt Nähe über eine kurze Distanz und bedeutet im positiven Fall Aufmunterung, Zustimmung, Anerkennung und Bestätigung. Er fördert somit die aktive Auseinandersetzung mit der Umwelt, stärkt den Mut neue

Erfahrungen zu machen, das Selbstwertgefühl und die Überzeugung der eigenen Kompetenz.

Typische Situationen, die Signale der Bindungssuche zur Herstellung von Bindungssicherheit auslösen, sind in der folgenden Aufzählung zusammengestellt:

- Trennung,
- Bedrohung,
- Krankheit,
- Überforderung,
- Erschöpfung,
- Angst,
- Befürchtung einer Trennung,
- Fehlinterpretation,
- verzerrte Wahrnehmung von Situationen,
- Einschränkung der Autonomie,
- erzwungene Bewegungseinschränkungen,
- Verlust von Besitz.

1.4 Veränderung und Konstanz des Bindungsmusters im Verlauf des Lebens

Die grundlegenden Bindungsmuster bleiben zwar latent wirksam, können aber durch gute Erfahrungen, aktive Arbeit an Beziehungen und Bewertungsprozessen, das Erleben von erfolgreicher Bewältigung oder mit Unterstützung durch Psychotherapie immer auch einen großen Anteil an sicherer Bindung zur Verfügung stellen. Dieser ist von der Situation, den verfügbaren Bezugspersonen und dem psychischen Zustand der Person abhängig. Es gibt kontinuierliche Perspektiven in Untersuchungen, unter denen die Veränderung der Bindungsmuster über die gesamte Lebensspanne betrachtet wird. In Stichproben Erwachsener finden sich ähnliche Verteilungen der Bindungsmuster wieder, wie in der frühen Kindheit. In einer zusammenfassenden Auswertung internationaler Studien , die mit dem Erwachsenen-Bindungsinterview durchgeführt worden waren, ergab, dass in verschiedenen Kulturen geschlechts- und vor allem auch altersunabhängig ca. 55% aller Befragten einen sicheren Bindungsstil aufwiesen.

Alle Kulturen gaben Bindungen überhaupt einen hohen Stellenwert, Personen mit sicherer Bindung konnten negative Bindungs- und Beziehungserfahrungen gut integrieren und verarbeiten.

Ca. 16 bis 20% der Untersuchten zeigten einen vermeidenden (abweisenden) Bindungsstil. Im Interview hatten sie nur wenige Erinnerungen an Bindungserfahrungen, betonten ihre Autonomie und wiesen eine insgesamt karge Schilderung von Beziehungen auf. Ca. 10% aller Befragten zeigten ein unsicher-ambivalentes (verstricktes) Bindungsverhalten. Ihre Schilderungen waren widersprüchlich, oft wenig objektiv. Zurückliegende Bindungspersonen wurden angeklagt, und es herrschte eine affektive Qualität von Angst und Ärger vor. Ca. 20% zeigten als Erwachsene ein Bindungsverhalten, das insgesamt desorganisiert und unzusammenhängend wirkte. Dies wurde auf ungelöste, nicht verarbeitete traumatische Erfahrungen zurückgeführt.

In Abbildung 2 sind die möglichen Einflüsse und Veränderungen des Bindungstyps von unsicher nach sicher und die Reaktivierung einer unsicheren Bindung durch belastende Lebensereignisse schematisch dargestellt.

Abbildung 2 zeigt, dass auch aus einem unsicheren Bindungsmuster eine „später erworbene“ sichere Bindung werden kann, wenn die entsprechenden Bedingungen vorhanden sind. Erfahrungen im Alter durch Verluste von geschätzten Personen, Isolation, Rollenverluste, psychische und körperlicher Beeinträchtigungen, durch aktuelles Erleben oder Reaktivierung traumatischer Erlebnisse können die latent gebliebenen unsicheren Muster wieder aktiv werden. Wensauer/Grossmann (1997) betonen den auffallend hohen Anteil älterer Menschen mit einem unsicheren Bindungsmodell. Sie erklären dies aus

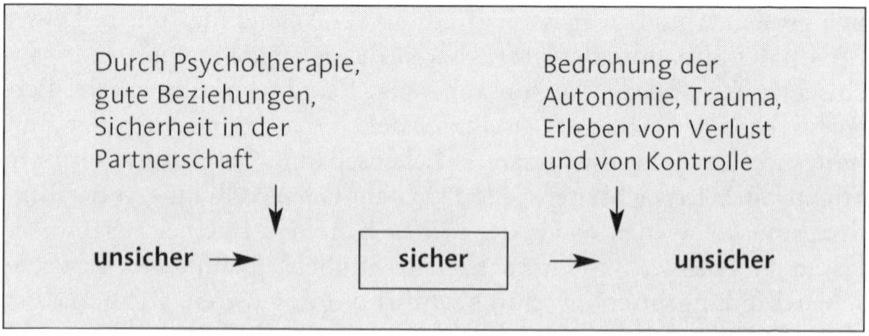

Abbildung 2: Veränderung von Bindungsmustern bzw. Bindungsanteilen

Tabelle 2: Bindungspersonen im Lebenslauf

Lebensabschnitt	Bindungsperson
Kleinkind	Sucht Bindung bei Erwachsenen
Erwachsenenalter	Sucht bei Erwachsenen und gewährt Erwachsenen Bindung, ist Bindungsperson für das Kleinkind
Hohes Lebensalter	Sucht Bindung bei jüngeren Personen (Kinder, Enkelkinder, Pflegekräfte, Ärzte, Pfarrer u. a.)

heutiger Sicht mit den extremen Lebensbedingungen, besonders in den Kriegsjahren und den Zeiten von Vertreibung und Flucht.

Bei Untersuchungen von Personen mit besonderen Risiken in der Lebensgeschichte (z. B. wenn Mütter über instabile Familienverhältnisse und verschiedene belastende Lebensereignisse berichten, die sich negativ auf die Interaktion mit ihrem Kind und somit der Bindungsqualität des Kindes auswirken), fand sich ein verstärkter Wandel von ursprünglich sicherem zu unsicherem Bindungsverhalten dieser Kinder im Zeitraum von 12–18 Monaten. Über Veränderungen von Bindungsmustern durch besondere Erlebnisse oder Psychotherapie im höheren Lebensalter liegen bislang noch keine Untersuchungsergebnisse vor.

Die wesentlichen Bindungspersonen ändern sich im Laufe des Lebens, zu verschiedenen Zeiten sind die Personen verfügbar, die im Lebensumfeld bedeutsam sind. In Tabelle 2 werden die jeweils wichtigen Personen, bei denen Bindungssicherheit gesucht wird, für die einzelnen Lebensabschnitten dargestellt.

1.5 Das Modell der Persönlichkeitsentwicklung von Erikson unter Bindungsaspekten

Für den verständnisvollen Umgang mit alten Menschen und für einen Blick auf ihre eigene Lebensgeschichte ist das 8-Stufen-Modell der psycho-sozialen Entwicklung nach Erik Erikson hilfreich. Es ist eines der älteren Entwicklungsmodelle, aber eines der ersten, das sich mit der Entwicklungspsychologie des höheren Lebensalters beschäftigte.

Jedes Stadium der Persönlichkeitsentwicklung ist durch bestimmte Bindungsaspekte gekennzeichnet und führt von der Leben erhaltenden Abhängigkeit in der ersten Lebensphase über Prozesse der Ablösung zur reifen und autonomen Persönlichkeit. Das Modell von Erikson umfasst die gesamte Lebensspanne bis ins hohe Alter. Auf jeder Entwicklungsstufe sind bestimmte Herausforderungen zu bewältigen. Die Übergänge zwischen den Stufen sind oft mit Krisen verbunden, sie sind Zeiten erhöhter seelischer Verwundbarkeit und führen im Falle einer positiven Lösung zu einem Zuwachs an persönlicher Ich-Stärke. Andernfalls bleibt der Mensch mit seinen Energien an diesen Stellen teilweise hängen und verharrt in nicht-adäquaten Lösungsmustern früherer Entwicklungsstadien. Einen Teil dieser nach rückwärts gewandten Verhaltensweisen finden sich als Regression in verschiedenen Zusammenhängen wieder. Diese und andere Verhaltenweisen stellen Formen von Bindungsverhalten dar, mit dem Ziel, die für die Bewältigung notwendige Sicherheit und Unterstützung zu bekommen.

1. Erleben von Zuverlässigkeit (Vertrauen) gegenüber Unzuverlässigkeit (Misstrauen) (1. Lebensjahr): In dieser Phase entsteht die Grundlage von Bindung als Prägung durch die beschriebenen Bindungssignale. Abhängig von der empfangenen Fürsorge lernt der Säugling der Umwelt zu vertrauen – das sogenannte Urvertrauen – oder ihr eher argwöhnisch, furchtsam und misstrauisch zu begegnen. Ein gutes Fundament für die weitere psychosoziale Entwicklung ist nach Erikson dann gegeben, wenn sich ein starkes Vertrauen mit einem gesunden Anteil von Misstrauen paart.

2. Autonomie gegenüber Scham und Zweifel (2. und 3. Lebensjahr): Während der frühen Kindheit „testet" das Kind seine Eltern und seine Umwelt und lernt durch die Grenzen, an die es dabei stößt, worüber es Kontrolle ausüben kann und worüber nicht. Je nach Erziehungsstil entwickeln sich eher ein starkes Selbstvertrauen und das Gefühl, einen eigenen freien Willen zu besitzen, oder mehr Selbstzweifel. Eine übermäßige Kontrolle und Einengung durch die Umwelt führt zu anhaltenden Selbstzweifeln über seine Fähigkeiten und zu Scham über seine Bedürfnisse oder seinen Körper.

3. Eigeninitiative gegenüber Schuldgefühl (4. bis 5. Lebensjahr): Sind Vertrauen und Autonomie im Sinne einer sicheren Bindung gegeben, kann das Kind leichter seiner Neugier und seinem Tatendrang freien

Lauf lassen. Es kann sich selbständig in „neues Gelände“ wagen, um seine Umwelt zu erkunden. Die Eltern zügeln natürlich teilweise den ungebremsten Forscherdrang des Kindes, indem sie, auch zum Schutz, klare Grenzen setzen. Das Wörtchen „Nein“ spielt hier eine Rolle, ebenso die auftauchenden Schuldgefühle („schlechtes Gewissen“), wenn die Verbote heimlich übertreten werden oder zumindest gedanklich damit gespielt wird. Von Art und Häufigkeit der elterlichen Reaktionen auf eigenständige Aktivitäten des Kindes hängt es ab, ob mehr der Mut zu Eigeninitiative gestärkt oder eher die Entstehung von Schuldgefühlen begünstigt wird.

4. Vertrauen in die eigene Leistungsfähigkeit gegenüber Selbstwertproblemen (6. bis 11. Lebensjahr): In diesem Stadium ist das Interesse darauf gerichtet herauszufinden, nach welchen Regeln die Dinge funktionieren, und wie mit den vorhandenen Fähigkeiten die anstehenden Aufgaben gut bewältigt werden können. Wenn die Bemühungen als dumm, immer unzureichend, oder als störend zurückgewiesen werden, entwickeln sich Minderwertigkeitsgefühle. Werden immer wieder Erfolgserlebnisse vermittelt, stärkt dies das gesunde Selbstvertrauen in die eigene Leistungsfähigkeit.

5. Identität gegenüber Rollenverwirrung (Jugendalter von 10 bis 18 Jahren): Die Zeit der Entwicklung vom Kind zum Jugendlichen und hin zum Erwachsenen ist eine Zeit der Launen, Phantasien, Träume, heimlichen Ängste und Wünsche und der Konfrontation mit den gesellschaftlichen Normerwartungen (Mann-/Frau-Rolle, Sexualität, Arbeit, Ablösung vom Elternhaus, Wertesystem usw.). Die vielfältigen Anforderungen – begleitet von den Schwierigkeiten, sich selbst zu verstehen – können den Jugendlichen in Verwirrung und Selbstzweifel stürzen. Die zentrale Herausforderung dieser Krise ist die Entwicklung eines Identitätsgefühls und der akzeptierenden Haltung „Ja, das bin ich.“

6. Vertrautheit und Intimität gegenüber Isolation (frühes Erwachsenenalter): Ein erwachsener Mensch ist vor die Herausforderung gestellt, enge und gegenseitig befriedigende Beziehungen zu einem anderen Menschen (Sexualpartner, Freund, Ehepartner) herzustellen. Hat er eine stabile eigene Identität entwickelt und gelingt es ihm dann, einige Teile davon mit einem anderen Menschen zu einem „Wir“ zu verbinden, wird er Vertrautheit und Intimität erleben können. Zwei unabhängige „Identitäten“ können sich verbinden, ohne dem einzelnen Partner die individuelle Freiheit zu nehmen.

Die Versuche, vertrauensvolle Bindungen einzugehen, können jedoch auch scheitern und zur psychischen Isolation führen, wenn einer oder beide Partner unfähig sind, eine Gegenseitigkeit in ihrer Beziehung herzustellen.

7. Produktivität gegen Stillstand (Erwachsenenalter): Die eigene Identität ist soweit gefestigt, dass der erwachsene Mensch – über das Interesse an der eigenen Entwicklung hinaus – produktiv und kreativ an der Entwicklung seiner Umwelt mitwirken kann. Fürsorge für die nächste Generation und deren Entwicklungschancen gehört hierher. Ohne erfolgreiche Lösung dieser Herausforderung droht zwischenmenschliche Verarmung und auch die eigene Entwicklung verharrt in Stagnation.

8. Positive Lebensbilanz im Rückblick und Widerstandsfähigkeit gegenüber Verzweiflung (hohes Alter): Jedem Menschen werden im Laufe seines Lebens schicksalhaft Belastungen und Gefahren zugemutet, aber auch Entwicklungschancen geboten. Trotzdem gestaltet jeder sein Leben auch selbstverantwortlich mit, trifft Entscheidungen und handelt.

Den altgewordenen Menschen wird im Rückblick auf sein Leben nur dann eine innere Zufriedenheit erfüllen, wenn er seine Lebensgeschichte und seine Persönlichkeit in einer Art Bilanz überwiegend bejahen kann. Wenn er sagen kann: „Ich bin, was ich bin und das ist so in Ordnung. Alles hatte seinen Sinn und ich bin dankbar für mein Leben." Auf dieser Grundlage lässt sich die unabwendbare Erkenntnis des künftigen Todes annehmen. Misslingt diese Akzeptanz, droht der alte Mensch in Unzufriedenheit mit sich selbst, Anklagen gegen das „Schicksal" und Verzweiflung zu versinken.

Ob sich eher eine lebensbejahende oder eine am Leben verzweifelnde Haltung entwickelt, hängt wesentlich auch davon ab, wie die Krisen und Lebensaufgaben in den früheren Lebensphasen gelöst wurden und ob viele unbearbeitete „seelische Altlasten" mitgeschleppt werden.

Mit diesem entwicklungspsychologischen Blickwinkel auf typische Phasen und Herausforderungen im menschlichen Lebenslauf können wir manche Charakterzüge oder gar Verhaltensauffälligkeiten bei alten Menschen, aber auch bei uns selbst, vielleicht etwas besser lebensgeschichtlich einordnen und verstehen.

1.6 Bindungsstörungen: Konzept, Entstehung und Risikofaktoren

Der Ansatz der Bindungsstörung geht davon aus, dass schwere und länger andauernde Beeinträchtigungen des Bindungsprozesses in den ersten Lebensjahren nicht ohne Folgen für die weitere Entwicklung bleiben, da Bindung einer der wichtigsten Bausteine für menschliche Entwicklung ist. Für die Arbeit mit alten Menschen in der Therapie oder Pflege sind die Kenntnisse über Bindungsstörungen von Bedeutung, weil sie aus der Biographie Hinweise auf Risikofaktoren geben können, um aktuelles und möglicherweise auffälliges Verhalten besser zu verstehen und damit besser umgehen zu können.

Die Beispiele von vernachlässigten, misshandelten oder ausgesetzten Kindern haben gezeigt, wie tragisch sich der frühe Mangel einer zuverlässigen Bindung im späteren Leben auswirken kann. Durch Verweigerung, den Entzug von Bindung oder ständigem Wechsel von Bindungspersonen in dieser Lebensphase wird das Kind eines wesentlichen Potentials beraubt, sich seelisch und körperlich gesund zu entwickeln. Wie bei den Bindungstypen, gibt es bei den Bindungsstörungen verschiedene Ausprägungsgrade. Gestörtes Verhalten kann auch neben ungestörtem Bindungsverhalten vorhanden sein. Das hängt ab von Zeitpunkt und Dauer der Beeinträchtigung und ob spätere Bindungspersonen zur Kompensation der Bindungsdefizite zur Verfügung stehen.

Es kann sich eine lebenslange Abhängigkeit zu Bindungspersonen entwickeln, die vermeintliche Bindungssicherheit ist solange gegeben, wie diese Person verfügbar ist. Diese Personen sind durch Verluste und Trennungen lebenslang, bis ins höhere Lebensalter, anfällig für Depressionen, Angsterkrankungen und das Erleben von Hilflosigkeit.

Für Bindungsstörungen, die in der Zeit bis zum Schulalter auftreten, wird die Bezeichnung „Reaktive Bindungs-Störung“ (RBS) gebraucht. Kinder mit RBS sind oft zurückgezogen und für andere unempfänglich. Sie verhalten sich häufig abweisend bei dem Versuch zu schmusen oder sie zu trösten. Manchmal stellen sie sich distanzlos-anhänglich dar. Manchmal sind sie unverhältnismäßig zutraulich zu jedem, egal ob es jemand ist, den sie kennen oder ob es ein vollständiger Fremder ist. Diese Kinder haben das Gefühl, sich geliebt und gewollt zu fühlen nie erfahren, und lernen oft sehr früh, niemandem wirklich zu vertrauen und sich entweder abweisend zu zeigen oder aber mit den Gefühlen an der Oberfläche zu bleiben. Schwerwiegende Verhaltensauffälligkeiten können entstehen. Destruktives, gewalttätiges und wenig einfühlsames Verhalten gegenüber Menschen und Tieren oder auch destruktives Verhalten gegen sich selbst werden beobachtet. Diese Kinder begeben sich in Gefahr, weil sie die sichere Basis zur Erkundung der Umwelt nicht hatten und sich dann entweder überängstlich oder riskant verhalten.

Wichtig ist, die RBS nicht mit anderen Störungen, die in diesem Alter auftreten können, zu verwechseln. Dies können insbesondere angeborene Störungen, Entwicklungsverzögerungen durch schwere Erkrankungen, Störungen mit autistischem Muster, das Hyperaktivitäts-Syndrom oder eine posttraumatische Belastungsstörung sein. Charakteristische Hinweise für das Vorliegen einer Bindungsstörung können sein:

- In der Vorgeschichte findet sich immer eine länger Zeitraum der Vernachlässigung.
- Oft können auch Misshandlungen nachgewiesen werden.
- Zeitweise mangelnde Versorgung mit Nahrung.
- Starkes wechselhaftes und nicht vorhersehbares Verhalten der Bezugspersonen.
- Wachstumsstörungen durch Unterernährung.

Darüber hinaus wurden bei Kindern mit starker Vernachlässigung Störungen der Hirnentwicklung durch Unterstimulation des neuronalen Netzwerkes und eine direkte Schädigung der Neurone durch die Auswirkungen von länger andauerndem Stress festgestellt. Die Schädigungen können sich im Sinne einer erhöhten Vulnerabilität erst nach einer langen Latenzzeit auswirken. Heine (2004) weist darauf hin, dass sich ein summierendes Funktionsdefizit erst nach über 50 Jahren im Rahmen einer Demenz bemerkbar machen kann. Seine provozierende Frage lautet, ob nicht ein großer Anteil der Entwicklung einer Demenz vom Alzheimertyp in der frühen Kindheit angelegt wird. Bekanntlich wird in dieser Lebensphase der größte Anteil des neuronalen Netzes verknüpft und organisiert. Dieses Netz ist die Grundlage der Leistungsfähigkeit des Gehirns und bietet bei guter Ausformung eine gewisse Funktionsreserve und damit einen protektiven Faktor.

Risikofaktoren für die Entwicklung einer Bindungsstörung können von Seiten des Kindes und von der Bezugsperson bestehen. Von Seiten des Kindes werden folgende Risikofaktoren angenommen:

- mehrfach wechselnde Pflegestellen,
- Tod eines Elternteils,
- ungeklärte chronische Schmerzen wie Koliken oder Ohrenschmerzen,
- sexueller, emotionaler oder physischer Missbrauch bzw. Misshandlung,
- Vernachlässigung (s. o.),
- einer abweisenden oder gefühlsmäßig unvorhersehbaren Bezugsperson oder einer unsicheren Umgebung ausgesetzt zu sein,
- eine angeborene oder früh erworbene körperliche oder psychische Erkrankung mit Auswirkungen auf die Bindungsentwicklung, z. B. Verbunden mit Isolation, Krankenhausaufenthalten, erzwungener Bewegungseinschränkung und Verzögerung der Sprachentwicklung.

Von Seiten der Bezugsperson werden folgende Risikofaktoren angenommen:

- Substanzmissbrauch während der Schwangerschaft kann die körperliche, neurologische und emotionale Entwicklung des Kindes beeinflussen.
- Medikamenten- oder Alkoholabhängigkeit eines Elternteils. Oft verbunden mit dem Erleben von Unzuverlässigkeit und Steuerungsverlust mit dem Risiko einer Misshandlung.
- Depression einer Bezugsperson kann dazu führen, dass diese über längere Zeiträume für das Kind gefühlsmäßig nicht verfügbar ist.
- Wechselbäder der Gefühle durch abrupte und nicht vorhersehbare Verhaltensänderungen der Bezugsperson.
- Andere schwere psychische Erkrankung der Bezugsperson, insbesondere einer wahnhaften Störung.
- Miterleben müssen von Misshandlungen oder von gewalttätigem Verhalten der Bezugsperson.

Wenn Personen mit Bindungsstörungen nicht dabei geholfen wird, sichere Bindungen oder Bindungsanteile zu erwerben, entsteht ein hohes Risiko für das Auftreten von psychischen und somatischen Störungen im späteren Leben.

Für die Arbeit mit alten Menschen, sind die Hinweise auf frühe Bindungsstörungen wichtig, da sie helfen, die späteren Ausprägungen von Bindungstypen und das zur Sicherung der Bindung notwendige Verhalten besser zu verstehen.

1.7 Depression und Bindung

Die Depression wird von vielen Autoren in Verbindung mit der komplexen Regulation von Bindungssicherheit und deren Bedrohung durch äußere und innere Ereignisse gesehen. Dabei geht es um die Bewältigung des depressiven Grundkonfliktes zwischen Autonomiebestrebungen bzw. Autonomiewünschen und Abhängigkeit. Sicherheit in einer von Bedrohung, Verlust und Trennung bedrohten Existenz gewinnen Menschen durch die Bindung an äußere (menschliche) und an innere Objekte, wie Ideale oder Prinzipien. Neurotisches Scheitern oder realer Verlust solcher Art von Bindung ist in vielen Fällen der Auslöser für eine depressive Erkrankung (Schauenburg 2002).

Als Anpassung aus Angst vor Verlust von Bindung wird zunächst vermieden, negative Gefühle auszudrücken, um die Bindungsperson nicht zu kränken und damit zu verlieren. Reicht dies nicht aus, wird versucht durch besondere Zuwendung bis zur Selbstaufgabe Anerkennung und Liebe zu gewinnen.

Depressive Menschen scheinen vermehrt Trennungen, Verluste und Entbehrungen sowie eine Verkennung ihrer Bedürfnisse und Gefühle im zwischenmenschlichen Bereich erfahren zu haben. Oft hatten sie Bezugspersonen, die sie vernachlässigten, ignorierten (nicht zuletzt aufgrund einer eigenen Depression), die übermäßig kontrollierten oder grenzüberschreitend waren. Diesen unsicher gebundenen Personen fehlten Vorbilder, an deren Beispiel sie lernen konnten, dass und wie es möglich ist, sich mit anderen Menschen emotional abzustimmen und entsprechend mit diesen zu kommunizieren. Mangels empathischer und beruhigend wirkender Bezugspersonen sind sie Stress oft schon von Geburt an hilflos ausgeliefert, und das vegetative Nervensystem ist immer mehr darauf programmiert, auf Belastungen überschießend zu reagieren („Stress-Sensibilisierung"). Dagegen haben „sicher gebundene" Menschen das Glück, dass ihnen frühzeitig einfühlsame Bezugspersonen auch in Stressmomenten zu Gefühlen von Sicherheit und Wohlbefinden verholfen haben. Allmählich konnten sie so in ihrem Inneren ein Gefühl von eigener Stärke entwickeln, das ihnen seitdem hilft, emotionale Belastungen selbständig zu bewältigen. Diese Erfahrung wirkt im weiteren Leben offenbar wie ein Puffer, der stressbehaftete Ereignisse emotional dämpft. Dadurch wird das innere Bindungsmodell zum wichtigsten Steuerungselement zur Gewährleistung eines normalen neuro-physiologischen Gleichgewichts. Vor diesem Hintergrund scheint hinter der von depressiven Menschen beklagten Hilflosigkeit vor allem die Schwierigkeit zu stecken, emotional gute Beziehungen zu anderen herzustellen und aufrecht zu erhalten. Viele Depressive mussten als Kinder erfahren, dass Beziehung nur möglich war, wenn sie sich den Erwartungen anderer unterwarfen. Insbesondere konnten sie sich nicht darauf verlassen, dass ihnen Liebe auch dann gewiss war, wenn sie sich nicht erwartungsgemäß verhielten.

Die auslösenden Bedingungen oder Gefährdungsmomente, die für eine Depression im höheren Lebensalter beschrieben werden, stehen im Bezug zur Art der Bindung, die der Depressive ersehnt, deren Verlust er befürchtet oder real verloren hat. Aus der geriatrisch-gerontopsychiatrischen Sicht sind dies vor allem:

- Verlust und Verlassenwerden von wichtigen Bezugspersonen (z. B. Gefahr unzureichender Trauerarbeit; verhindert Depression, schwächt die Trauer oder verzögert den Trauerprozess unverhältnismäßig).
- Verlust von Bekannten- und Freundeskreis, z.B. durch Tod, Krankheit u. a. mit den Folgen der subjektiven und/oder objektiven Vereinsamung. Hier wirken sich auch andere Veränderungen der Kommunikationsfähigkeit (Hören und Sehen) oder der Mobilität aus.
- Verlust von Vertrautheit in Haushalt, Wohnen, Arbeit, Freizeit, Umfeld (z. B. Umzug ins Heim, insbesondere wenn erzwungen oder so erlebt).
- Abschied-Nehmen-Müssen von Lebenskonzepten und -fantasien, Abschied vom mittleren Lebensabschnitt.
- Nachlassen und/oder Verlust körperlicher Funktionstüchtigkeit und Selbstverfügbarkeit (z. B. Angst vor und Regression bei partieller Funktionseinschränkung z. B. bei chronischen Schmerzen, Einschränkungen der Mobilität oder unerwarteter Krankheit).
- Angst vor dem Altwerden und dem Altsein als Angst vor Autonomieverlust, Abhängigkeit und dem letzten Lebensabschnitt.
- Objektive materielle Probleme (Altersarmut), Wohnungs- und Transportprobleme.
- Beziehungsprobleme im höheren Lebensalter (z. B. mit Partner, wenn dieser pflegebedürftig wird, Rollenwechsel, Überforderung oder Konflikte mit den Kindern).

Psychodynamische Konzepte zum Verständnis der Depression im höheren Lebensalter finden sich in der Tiefenpsychologie und bei den

Attributionstheorien, den kognitiven Theorien. Auf der psychischen Ebene zeichnen sich depressiv Kranke danach aus durch:

- Eine hohe Bedürftigkeit und Erwartung nach Zuwendung, Verständnis und Nähe, mit dem Risiko immer wieder enttäuscht zu werden, wenn Bezugspersonen sich abgrenzen,
- eine negative Sichtweise (inneres Bild) der eigenen Person, Vergangenheit und Gegenwart sowie der aktuellen Umweltbeziehungen,
- eine negative Sicht der eigenen Leistungsfähigkeit und der psychophysischen Verfassung,
- eine negative Einstellung zur Zukunft mit subjektivem Gefühl von Hilflosigkeit und Machtlosigkeit, selbst etwas verändern zu können, keinen Einfluss zu haben,
- den Verlust von Hoffnung, sich mit Veränderungen und anstehenden Problemen auseinander setzen und diese auch bewältigen zu können,
- eine erhöhte Verletzbarkeit des Selbstwertgefühles, im Alter durch die häufige objektive Erfahrung von Entwertung in einer auf Leistung und jugendliche Attraktivität ausgerichteten Gesellschaft.

Die Therapie depressiver Störungen im Alter erfolgt in einem integrativen Konzept (Stuhlmann 2000) in einem multiprofessionellen und mehrdimensionalen Ansatz. Für den Umgang mit depressiven Personen aus der Bindungsperspektive hat Bowlby (1980) selbst einige Hinweise gegeben. Seine bindungstheoretischen Grundsätze für die Psychotherapie können sowohl auf Leitlinien im Umgang mit bindungsunsicheren Personen bei depressiven Störungen als auch in anderen Bezügen (Beratung, Betreuung oder Pflege) angewendet werden. Er fordert, dass eine Bezugsperson (Therapeut, Pflegekraft u. a.) sich seinem Klienten als „sichere Basis“ bei der Erkundung von Gedanken und Gefühlen und beim Ausprobieren neuer Verhaltensweisen zur Verfügung stellt. Ein Ziel könnte sein, die gegenwärtigen Probleme als Ergebnis früherer Erfahrungen zu erkennen, und die oft bestehenden unangemessenen Erwartungen und Ansprüche zu korrigieren, um mehr Kohärenz und Integration von Erinnerungen und Gefühlen zu erreichen. In der Arbeit mit älteren Menschen ergeben sich Einschränkungen, wenn die kognitiven Fähigkeiten durch eine Demenz begrenzt sind. Das Erleben von Sicherheit und Zuverlässigkeit ist jedoch unabhängig von der kognitiven Leistungsfähigkeit und bleibt ein Element aller Therapiekonzepte von Depressionen in jedem Lebensalter.

Therapeut und Patient behandeln einander respektvoll und wertschätzend. Beide kooperieren auf dieselben Ziele hin und kommunizieren miteinander „auf derselben Wellenlänge“. Der Patient fühlt sich beim Therapeuten gut aufgehoben und in seinen Anliegen verstanden und unterstützt. Er vertraut sich dem Therapeuten an und öffnet sich ihm gegenüber. Der Therapeut kann sich menschlich und in seiner Rolle und seinen Kompetenzen als Therapeut vom Patienten anerkannt und geschätzt fühlen.

Depression und Demenz

Bei der Entwicklung einer Demenzerkrankung ist die wechselseitige Beeinflussung mit einer depressiven Störung von großer Bedeutung. Bereits in den Jahren bevor die Diagnose einer Demenz gestellt wird gibt es einen Überschneidungsbereich von ca. 50%, zwischen Depression und Demenz. Hinweise gibt es aus der Vorgeschichte, die auf ein depressives Verarbeitungsmuster der erlebten Einbußen hinweisen. Depressive Störungen gelten inzwischen als mehrfache Risikofaktoren, die den Verlauf einer Demenz ungünstig beeinflussen können. Die Verarbeitung der Defizite, gerade zu Beginn der Demenz, wird durch eine Depression beeinträchtigt und die Bewältigungsressourcen und die Bewältigungsstrategien werden entscheidend geschwächt. Zwei Faktoren beschleunigen die Kompetenzspirale nach unten. Neben dem Wegfall von psycho-sozialer Stimulation und der Einschränkung von positiven Beziehungen und Bindungen durch Rückzug und Isolation wird auch das neuronale Netzwerk durch eine direkte Zerstörung von Neuronen geschwächt.

1.8 Bindung und Traumabewältigung

Im Mittelpunkt der Betrachtung der Bewältigung einer traumatischen Erfahrung stehen Personen mit einem unsicher-desorganisierten Bindungstyp.

Die unsicher-desorganisierte Bindung resultiert aus einer über einen längeren Zeitraum erlebten Vernachlässigung, Unzuverlässigkeit der Bezugsperson, Verweigerung von Nähe und Schutz hin bis zur seelischen, körperlichen oder sexuellen Misshandlung. Aus diesen Erfahrungen war Nähe immer auch mit Angst, Grenzüberschreitung und Leid verbunden. Nur die sichere Distanz schützte vor den schlimmen Folgen von Nähe, so wie sie erlebt und verinnerlicht wurde. Im späteren Leben ist es dann schwer, Nähe zuzulassen, die Kontrolle auszuschalten und sich ganz fallen zu lassen. Das Vertrauen dazu ist nicht entstanden. Das Bedürfnis nach Nähe und Schutz bleibt jedoch als ungestilltes Grundbedürfnis weiter wirksam, und führt zu Konflikten und Konfusion, wenn eine entsprechende Situation der Nähe erlebt wird und gleichzeitig alte Bindungserfahrungen, zum größten Teil unbewusst oder nicht als Erinnerung verfügbar, eintreten. Gelingt im späteren Leben eine Beziehung, in der Nähe ohne Gefahr erlebt werden kann und in der Distanz gelegentlich auch als notwendig akzeptiert wird, kann die Traumatisierung bewältigt werden. Die schwierige Balance von Nähe und Distanz kann am besten auf der Basis einer überwiegend sicheren Beziehung erworben werden.

Trauma-Reaktivierung im Alter

Auch nach einer langen Latenzphase, können unsichere Anteile der Bindung wieder aktiviert werden, wenn z. B. das Gleichgewicht von Nähe und Distanz gefährdet wird. Die ist in der Altenpflege häufig in Situationen der Fall, in denen körperliche Nähe erforderlich und Grenzen wie z. B. bei der Intimpflege überschritten werden (müssen).

Fallbeispiel Frau D., 79 Jahre: „Vergewaltigung bei der Intimpflege“

Frau D., eine Bewohnerin einer Pflegestation, die an einer fortgeschrittenen Demenz vom Alzheimertyp litt, rief um Hilfe und behauptete, sie sei von dem Pfleger, der an diesem Nachmittag allein auf der Pflegestation arbeitete, vergewaltigt worden. Im Gespräch mit den Angehörigen über diesen Vorfall wurde berichtet, die Bewohnerin sei im Vorschulalter mehrfach von einem Onkel sexuell missbraucht worden. Das habe man vor Jahren von einer Tante erfahren. Von Frau D. war über frühe Erlebnisse mit Traumatisierung nichts zu erfahren. Auffällig war eine sexualisierte Wortwahl, indem sie den Pfleger als „Hurenbock“ u. a. titulierte. Der Pfleger beteuerte seine Unschuld, er habe nur die Vorlagen wechseln und Frau D. „untenherum“ waschen wollen. Die Situation der intimen Berührung durch einen Mann wurde als eine Wiederholung des sexuellen Missbrauchs erlebt – reaktiviert nach vielen Jahren durch ein auslösendes Erlebnis.

In dieser Fallgeschichte wird auch deutlich, wie wichtig die Auswahl von Bezugspersonen in der Pflege unter dem Aspekt der Geschlechtsrolle ist.

Grundsätzlich können ältere Menschen, in Situationen der Unsicherheit, Bedrohung, Gefahr, bei körperlichen Berührungen, bei Grenzüberschreitungen oder Erleben von Autonomieverlust und Abhängigkeit (Ausweglosigkeit) frühe Traumatisierungen unter akuter Symptombildung reaktiveren. Diese kann sowohl in körperlichen Symptomen (Schmerzen u. a.) als auch in psychischen Symptomen wie Panik, Depressionen, Ängsten oder dem Wiedererleben des Traumas in Verkennung der realen Situation bestehen. Auf der Suche nach den Hintergründen des psychodynamischen Prozesses der Trauma-Reaktivierung im Alter formulierte Heuft (1999) eine dreifach gegliederte Hypothese, deren Aspekte untereinander in einem sich womöglich gegenseitig verstärkenden Bezug stehen. Danach können typische Muster der Reaktivierung von Traumatisierungen im Alter entstehen, die durch folgende Bedingungen begünstigt werden:

1. Ältere Menschen, befreit vom Druck direkter Lebensanforderungen der Existenzsicherung, von Beruf und Familie, haben „mehr Raum“, bisher Unbewältigtes wahrzunehmen. Dies wird dadurch unterstützt, dass die Inhalte des Altgedächtnisses im Verhältnis zur Erinnerung an Ereignisse aus der jüngeren Vergangenheit immer präsenter und dominierender werden. Es wurde auch beobachtet, dass die Beschäftigung mit traumatischen Erlebnissen aus der Lebensgeschichte nach dem Tod eines Partners zunimmt (Verlust von Bindungssicherheit).
2. Sie verspüren zudem oft eine Art Gewissheit, noch eine unerledigte Aufgabe zu haben, der sie sich stellen wollen und stellen müssen.
3. Der Alternsprozess selbst kann traumatische Erlebnisinhalte reaktivieren. Z. B. bei Schmerzen, erzwungener Bewegungseinschränkung, Notwendigkeit nicht akzeptierter Hilfe, erlebter oder befürchteter Vernachlässigung bis hin zum Erleben von Misshandlung durch Bezugspersonen. Insbesondere dieser dritte Punkt macht darauf aufmerksam, dass manche Menschen den körperlichen Alterungsprozess wegen einer drohenden Abhängigkeit und ohnmächtigen Hilflosigkeit als enorm ängstigend erleben. Die emotionale Erlebensqualität von Abhängigkeit und Hilflosigkeit (Ausgeliefertheit) kommt derjenigen in der früheren traumatischen Situation (hilflos ausgeliefert zu sein) sehr nahe und kann damit zu einer Reaktivierung des Traumas führen.

Ein bestimmter Erinnerungsstil kann sich schützend auswirken. So weist Maercker (2002) darauf hin, dass schon die altersbedingte Veränderung der Gedächtnisfunktionen auch die Erinnerungen an traumatische Erfahrungen verändern können. Das selektive Erinnern wird zu dem bevorzugten Erinnerungsstil. Problematische Lebensphasen und Ereignisse werden weitgehend ausgeblendet. Die Erinnerung an die genauen Zusammenhänge um das Trauma herum nimmt weiter ab. Dies kann im eigenen Erleben mit dem Nachlassen des allgemeinen Gedächtnisses erklärt werden. Dies führt auch dazu, dass sich traumaspezifische Symptome wie z. B. Inhalte von Alpträumen von traumabezogenen Bildern entkoppeln können.

Aus den genannten Gründen wird die Erinnerung an das Trauma oft weniger angst- und affektbesetzt erlebt, sondern eher als ein trauriger Schicksalsschlag, der die Lebensbilanz im Vergleich zu anderen Menschen aber negativ ausgestaltet.

2 Ressourcen

2.1 Definition von Ressourcen

Im eigentlichen Wortsinn meint Ressource, (lateinisch: resurgere = auferstehen), sich wieder erheben, Wiederherstellung oder Aufrichtung. Um dies zu können, müssen die Fähigkeiten dazu vorhanden sein und in der jeweiligen Situation verfügbar gemacht werden wollen und können. Ressourcen entstehen aus dem Zusammenwirken von Erfahrungen aus der Lebensgeschichte, dem Einsatz körperlicher und geistiger Fähigkeiten, der Motivation zur Bewältigung von Anforderungen, der persönlichen Bedeutung eines Problems, dem durch Krankheit veränderten Zugriff auf Ressourcen oder deren Verfügbarkeit und dem Vorhandensein sozialer Unterstützung. Damit wird deutlich, dass eine individuelle Definition von Ressourcen auf die jeweilige Person in ihrer jeweiligen Lebenssituation bezogen werden muss, was die Person für ihre Ziele nutzen kann oder was von ihr in einer bestimmten Situation Wert geschätzt wird.

Die Bestimmung von Ressourcen ist nicht einheitlich und ist im Hinblick auf das Erleben und die Bewältigung schwerer Krankheitsprozesse, wie eine Demenzerkrankung und bei älteren Menschen, bisher nur wenig beachtet worden.

In verschiedenen Definitionen werden jeweils abgegrenzte Aspekte von Ressourcen hervorgehoben. Dabei geht es immer um ein möglichst optimal abgestimmtes Erleben und Verhalten in einer bestimmten Situation mit dem Ziel der Bewältigung. Bewältigung ist dabei nicht nur Lösung eines Problems, Überwindung einer Krise oder Anpassung an bestimmte Gegebenheiten (Krankheit, Behinderung), sondern auch Selbstwertschutz und Reduzierung von innerer Anspannung, und im Idealfall auch Steigerung des Wohlbefindens und Verbesserung der Lebensqualität. Verschiedene Sichtweisen und Definitionen von Ressourcen, werden in Tabelle 3 vorgestellt.

Tabelle 3: Verschiedene Zugänge zu Ressourcen

Ressourcenzugang	Ressourceninhalt und Ressourcenumfang
Ressourcen als Potential	Als die Summe aller Möglichkeiten der Bewältigung.
Ressourcen als Wurzeln	Früheste Erfahrungen in der Lebensgeschichte in seiner Bedeutung und den Auswirkungen zu erkennen, und sie im Laufe des Lebens nutzen zu können.
Ressourcen als Quelle	Als immer wieder neu in jeder Situation zur Verfügung stehende Möglichkeiten und Kräfte.
Ressourcen als Werkzeug	Als konkrete, in einer Situation verfügbare Fähigkeiten und die dazu erforderlichen körperlichen, materiellen und psychischen Voraussetzungen.
Ressourcen als Copingstrategie	Als alle Formen des Umgangs und der Bewältigung von Belastungen (Stress) mit dem Ziel, die sich daraus ergebende (oft negativ erlebte) Anspannung zu reduzieren bzw. zu regulieren.
Ressourcen als Wiederherstellung oder Aufrichtung	Als sich wieder erheben, die eigenen Kräfte entdecken und nutzen, bei Krankheit auch Hilfen annehmen und nutzen können. Kompensatorische Hilfe nutzen – sich nur da helfen lassen, wo eigene Ressourcen nicht ausreichen.
Ressource als private Lebensphilosophie	Als allgemein formulierte Ressourcen, z. B. „kommt Zeit kommt Rat“, als Ausdruck des Vertrauen in das, was kommt und dass alles gut gehen wird. Oft sind Ressourcen verdichtet in gesellschaftlichen Stereotypen, Sprichwörtern oder Volksweisheiten – im positiven Sinn als Lebenshilfen – im negativen Sinn auch Defizit orientiert, z. B. „Was Hänschen nicht lernt, lernt Hans nimmermehr“.

2.2 Bedeutung von Ressourcen

Ressourcen stehen immer im Zusammenhang mit einem persönlichen Ziel und der Motivation, dieses Ziel zu erreichen. Oft stehen verschiedene Ressourcen nebeneinander oder in Konkurrenz und Widerspruch miteinander. Neben Mangel und Versagen stehen oft auch Ausweg und Gelingen. Neben Erfolg steht Abwendung von Schaden, neben Schutz des Selbstwertgefühls steht das Risiko von Isolation und Zurückweisung. Ressourcen und Defizite sind also nicht unabhängig voneinander, sie bestehen oft gleichzeitig nebeneinander – sie sind wie zwei Seiten einer Medaille. Was aus der Außensicht als störendes, herausforderndes oder krankes Verhalten bezeichnet oder angesehen wird, kann z. B. für eine Person mit Demenz die einzige in der Situation noch verfügbare Möglichkeit sein, sich als kompetent, kontrollierend oder effektiv zu erleben. Im Kapitel über die Bewältigungsstrategien wird dies deutlicher.

Als Quelle persönlicher Motive, zu deren Erreichung und Absicherung Ressourcen notwendig sind und eingesetzt werden müssen, beschreibt Grawe (1998) vor allem vier menschliche Grundbedürfnisse. In diesem Zusammenhang wird auch das Bedürfnis nach Bindung als ein primäres und lebenserhaltendes Motiv herausgestellt. Jedes Konzept der Psychotherapie, der Betreuung und Pflege nimmt diese Motive auf, um positive Veränderungen im Erleben und Verhalten von Klienten, Patienten oder Bewohnern zu bewirken. Die menschlichen Grundbedürfnisse nach Grawe (1998) sind:

- Bedürfnis nach Orientierung, Kontrolle über das eigene Leben, Autonomie und Selbstbestimmung,
- nach Lustgewinn und Unlustvermeidung, Erleben von Freude, Vermeiden von Leid und Schmerz,
- Bindungsbedürfnis als Sehnsucht nach Geborgenheit, Schutz, Nähe und genährt werden,
- Bedürfnis nach Stärkung und Stabilisierung des Selbstwertgefühls (Selbstwerterhöhung) und Selbstwertschutz.

Ressourcen sind Aufgaben abhängig, sie werden in der entsprechenden Situation, bei entsprechenden Anforderungen oder Bewertungen sowie im Erleben und Verhalten einer Person erkennbar. Dabei können sie sich sowohl Kompetenz verbessernd als erfolgreiche Bewältigungshilfe oder als bedrohlich und gefährlich erweisen. Dies wird an der Einschätzung eigener Möglichkeiten sichtbar, die sowohl angemessen als auch verzerrt oder ganz falsch sein kann. Dabei ist die „Einsichtsfähigkeit" als die Fähigkeit der Abwägung von Vor- und Nachteilen einer Problembewältigung ein wichtiger Aspekt. Die Verleugnung und die Zuschreibung von Verantwortung auf Dritte (Projektion) schwächen diese Fähigkeiten. Ein Beispiel für die verzerrte Bewertung eigener Kompetenzen und Wirksamkeit findet sich bei der erlernten Hilflosigkeit. Seligmann nimmt an, dass die erlernte Hilflosigkeit ein entscheidender Faktor bei der Entstehung und Aufrechterhaltung von Depressionen ist. Eine verzerrte Sichtweise der eigenen Person führt dazu, dass die Person die Unwirksamkeit der eigenen Ressourcen erwartet, die zur Bewältigung erforderlich wären und stattdessen Hilfe von außen erhofft.

2.3 Einteilung von Ressourcen

Bei der Einteilung der Ressourcen wird Wert auf die Ebene, auf der sie wirksam werden, sowie deren subjektiver und objektiver Anteil gelegt. Die folgende Übersicht zeigt eine Einteilung von Ressourcen im Alter, erweitert nach Perrig-Ciello (1996):

Sozio-biographische Ressourcen

Objektive Ressourcen:
- Alter, Zivilstand,
- Lebensereignisbiographie (Krieg, Vertreibung, Unglück, besondere Leistungen und Auszeichnungen, Erfolge),
- soziales (u. a. auch familiäres) Beziehungsnetz,
- Wohnverhältnisse,
- materielle Gegebenheiten (Armut – Wohlstand).

Subjektiv wahrgenommene Ressourcen:
- subjektiver Wert von Kontakten,
- Anzahl und Intensität sozialer Aktivitäten,
- Fähigkeit zu Helfen und Hilfe zu erlangen (und zu akzeptieren).

Psychische Ressourcen

Objektive Ressourcen:
(beschreibbare oder messbare psychische Leistungen)
- Gedächtnis,
- Intelligenz,
- Bildung,
- Freizeitverhalten.

Subjektive Ressourcen (Personlichkeitsfaktoren):
- Überzeugung, Situationen selbst zu kontrollieren,
- Vertrauen in eigene Fähigkeiten,
- Fähigkeit, über Probleme zu sprechen,
- Religiosität als Lebenshilfen und Quelle von Hoffnung,
- Vergangenheitsbewältigung – Bilanzierung,
- durch psychische Störung veränderte Wahrnehmung und Interpretation von Situationen und Personen.

Körperliche Ressourcen (aktuell und in der Vergangenheit)

Objektive Ressourcen:
- durchgemachte Erkrankungen,
- Behinderungen und Funktionseinschränkungen – angeboren oder erworben,
- allgemeine Konstitution, körperliche Belastbarkeit und Ausdauer.

Subjektive Ressourcen:
- Gesundheitsverhalten: Umgang mit Ernährung, körperliche Aktivitäten, Rauchen, Medikamente, Suchtmittel,
- Risikoverhalten,
- Einschätzen eigener Kräfte und Belastbarkeit.

Ressourcen einer Person können primär nur aus der Lebensgeschichte verstanden werden. Grundlegende Prozesse wie Prägungen stehen in einem Verhältnis zu (Bindungs-) Erfahrungen mit den ersten Bezugspersonen im Leben (Eltern), zur genetischen Ausstattung, Gesundheit und Krankheit, materiellen und sozialen Rahmenbedingungen und dem Eintreten schicksalhafter Lebensveränderungen.

Für die Analyse von Ressourcen ist die folgende Frage entscheidend: „Wie kann man die Ressourcen eines Kranken erschließen, um

Tabelle 4: Zugänge zum Auffinden von Ressourcen

Werte und Ziele einer Person	Was schätzt die Person? Gibt es längerfristige, persönlich bedeutsame Ziele? Ist z. B. das Selbstwertgefühl stark von der Anerkennung der Leistung abhängig? Wie sind die kulturellen und religiösen Bindungen?
Sinn und Funktion des aktuellen Verhaltens	Stellen problematische Verhaltensweisen aktive Problemlösungsversuche dar, die genutzt werden können? Auf welche positiven Ziele verweist ein eher problematisches Verhalten im therapeutischen Zusammenhang? Welche interpersonellen Kompetenzen hat die Person? Was wird an ihr geschätzt?
Frühere und aktuelle Bewältigungserfahrungen	Welche bevorzugten Bewältigungsstile stehen dem Patienten zur Verfügung? Unter welchen Umständen (in welchen Situationen) treten problematische Verhaltenweisen auf und wann nicht? Welche Möglichkeiten, welche Bereitschaft und welche Fertigkeiten bestehen zur Kontrolle und Regulationen von Emotionen und Verhalten?
Selbstwert	Welche Probleme wurden früher erfolgreich bewältigt und als persönliche Leistung anerkannt? Gesunde Aspekte im eigenen Leben? Engagement und Kreativität? Sicht von sich selbst als kompetent, auch zukünftige Probleme zu bewältigen und die Kontrolle zu behalten?

Körperliche Bedingungen	Psychomotorik, Beeinträchtigung von Sehen und Hören? Sind Hilfsmittel erforderlich? Behinderungen, angeboren bzw. durch Unfall oder Krankheit entstanden? Besteht Pflegebedürftigkeit?
Soziale Unterstützung	Welche Personen zur Unterstützung gibt es und welche werden als wertvoll geschätzt? Kann Unterstützung aktiv erlangt werden? In welchem Ausmaß kann Hilfe akzeptiert werden?

sie in verschiedenen Konzepten der Therapie und Pflege nutzbar zu machen?“

Willutzki (2003) verweist auf Schwerpunkte der Ressourcendiagnostik, die in Tabelle 4, mit einigen Erweiterungen, dargestellt werden.

Oft besteht nur ein mäßiger Zusammenhang zwischen objektiven und subjektiv wahrgenommenen persönlichen Ressourcen. Beispielsweise muss das tatsächlich vorhandene soziale Netzwerk von Menschen nicht unbedingt mit den von ihnen wahrgenommenen sozialen Unterstützungsmöglichkeiten übereinstimmen. Bei Personen mit Demenz oder Personen mit Vermeidung von Abhängigkeit ist die Übereinstimmung zwischen bei sich wahrgenommenen und tatsächlichen gegebenen Kompetenzen häufig eher gering. Hier sind die Hinweise zur Bewältigungsstrategie der Verleugnung und Projektion für das Verständnis solcher Sichtweisen hilfreich. Um die Ressourcen mit objektiven Verfahren zu erfassen, sind derzeit Bestrebungen im Gange, diese auch mittels Testverfahren zu ermitteln. In einem an der Universität in Bern entwickelten Fragebogen zur Selbst- und Fremdeinschätzung von Ressourcen sind folgende Kategorien an Ressourcen vorgesehen:

- Wohlfühlsituationen,
- Stresserfahrungen und Erleben von Stress,
- bisherige Bewältigung von Krisen,

- Bewältigungsstrategien (Coping),
- Unterstützung durch Dritte,
- positive Beziehungen.

Auch in diesem Fragebogen wird der Zusammenhang zwischen Ressourcen und Bindung, hier im Sinne von positiv erlebten Beziehungen, hergestellt.

3 Bindung und Ressourcen bei Demenz

Im folgenden Kapitel werden die Ansätze aus der Bindungstheorie auf Bedingungen im höheren Lebensalter und bei Demenz übertragen. Dabei wird bindungssuchendes Verhalten auch im Alter als ein wesentliches Verhaltensmuster angesehen, um die gewünschte, als positiv erlebte Nähe zu einer Person (Angehöriger, Pflegeperson) zu bekommen oder aufrecht zu erhalten. Die gewünschte Nähe umfasst die Grundbedürfnisse nach Schutz, Geborgenheit, Sicherheit sowie gewärmt und genährt werden. Auch bei Demenz werden Verhaltensweisen zur Bindungssuche und die Aussendung der entsprechenden Bindungssignale zur Sicherstellung einer zuverlässigen Bindung mit dem Ziel der Beruhigung beobachtet.

Ein relativ neuer Aspekt dabei ist, Bindung und Bindungsverhalten als Ressource zu sehen, und in der Versorgung und Pflege von Personen mit Demenz nutzbar zu machen. Bindung wird dabei als stabile und emotional bedeutungsvolle Beziehung zu versorgenden Personen gesehen. Zu diesen Personen besteht zudem auf Grund von Pflegebedürftigkeit, Veränderungen der Alltagskompetenz u. a. eine besondere Form der Abhängigkeit. Das innere Bindungsmodell zur Wahrnehmung und Bewertung von Beziehungen wird dabei auch in Bindungssymbolen erkennbar, die mit den inneren Vorstellungen verknüpft sind.

Kolanowski und Whall (1996) untersuchten die Persönlichkeitsveränderungen im Verlauf einer Demenzerkrankung. Sie kamen zu dem Schluss, dass Personen mit Demenz auf Verhaltensmuster zurückgreifen, mit denen sie früher einmal erfolgreich waren oder bestimmte Situationen bewältigt haben. Im Altgedächtnis gespeicherte Erfahrungen von Kompetenz werden zeitversetzt auf eine Situation in der Gegenwart übertragen und zur Bewältigung eingesetzt. Im Bewusstsein bleibt ein Erleben von Kompetenz, das allerdings nur in der Zeitreise zu verstehen ist. In dieser Zeitreise treten auch die ursprünglichen Bindungspersonen wieder auf und die Muster, die diese Beziehungen geprägt haben.

Fallbeispiel Frau M., 78 Jahre: „Ich muss sofort nach Hause."

Frau M. ist an einer mittelschweren Demenz erkrankt und kam in ein Heim, weil die Versorgung und Sicherheit zu Hause nicht mehr gewährleistet werden konnten. Am späten Vormittag drängt Frau M. regelmäßig zur Tür und will nach Hause gehen. „Ich muss jetzt sofort nach Hause, meine Kinder kommen aus der Schule, ich muss doch Essen für sie kochen."

Argumente, wie die Kinder seien doch schon erwachsen u. a., hatten nur eine Zunahme der Erregung und des Wunsches, die Station zu verlassen, zur Folge.

Die hilfreiche, die gefühlsmäßige Bedeutung des Verhaltens ausdrückende Intervention war: „Ihre Kinder können sich auf Sie verlassen. Wenn sie aus der Schule kommen, haben Sie etwas für sie auf dem Tisch. Sie sind eine gute Mutter."

Erst die Akzeptanz ihres Gefühls der Sorge und ihrer Kompetenz als zuverlässige, sich sorgende und helfende Mutter, hatten sofortige Beruhigung und die Möglichkeit der Ablenkung auf eine aktuelle Situation zur Folge. Hier spielt neben den transformierten Kompetenzen auch der Bindungsaspekt der guten, zuverlässigen und nährenden Mutter eine wesentliche Rolle. Selbst zu helfen stärkt die Bindung. Im Alltag der Betreuung und Pflege können diese Zeit versetzten Kompetenzen genutzt werden, wenn ihre Bedeutung aus der Lebensgeschichte verstanden wird. Es ist schützend für das Selbstwertgefühl, weiterhin als zuverlässig und fürsorglich anerkannt zu werden.

Im Alltag der Altenpflege ergeben sich immer wieder Beispiele für die Widersprüchlichkeit beim Einsatz der vorhandenen Ressourcen. Dies ist nur unter dem Aspekt der Grundbedürfnisse zu verstehen, die im Widerspruch zu den mobilisierbaren Ressourcen stehen.

Fallbeispiel Herr F., 73 Jahre: „Ich kann alleine laufen."

Herr F. lebt seit kurzem in einem Pflegeheim, da er an den Folgen eines Schlaganfalls leidet, und nicht mehr zu Hause gepflegt werden kann. Die linke Körperhälfte ist deutlich schwächer. Die Sprache ist nicht wesentlich verändert. Häufig will Herr F. allein aufstehen, obwohl er durch die Schwächung einer Körperseite nicht allein stehen und laufen kann. Er ist jedoch nicht einsichtig und kann sich daher auch nicht an entsprechende Absprachen halten. In der Folge ergibt sich ein erhöhtes Sturzrisiko mit Gefährdung. Spricht man ihn darauf an oder will ihn am Aufstehen hindern, reagiert er sehr ärgerlich, angespannt und aggressiv gegenüber den Pflegenden und seiner Ehefrau, wenn sie zu Besuch kommt.

Positiv: Der Patient traut sich etwas zu, er will an alte Kompetenzen in seinem Erleben anknüpfen, will seine Situation kontrollieren und aktiv verändern sowie Autonomie erleben und beweisen.

Negativ: Er kann seinen körperlichen Zustand nicht wahrnehmen/einschätzen, überschätzt die eigenen Kräfte und unterschätzt das Risiko und die möglichen Folgen eines Sturzes. Die Beziehungen zu den Bezugspersonen werden erheblich belastet.

Die Zwiespältigkeit zeigt sich in der Praxis der Pflege von Personen mit Demenz in dem Konflikt zwischen dem Grundbedürfnis nach Autonomie und Selbstbestimmung, und gleichzeitiger Einengung durch Strukturen bis hin zu Zwängen, die seine Sicherheit gewährleisten sollen.

Dieses Beispiel macht auch deutlich, dass Ressourcen nur aus der subjektiven Sichtweise erschlossen werden können – die Außensicht ergibt oft eine Überbetonung vom Defizit oder der Kompetenz. Ressourcen sind somit nichts Objektives.

Bei Demenz sehen wir eine Schwächung der Ressourcen durch Vergessen und gleichzeitig das Entstehen neuer Ressourcen aus alten Quellen. Oft zusammen mit dem Erleben von Unsicherheit und Angst – manchmal aber auch mit Zufriedenheit und innerer Beruhigung. Das kann durch verschiedene Interpretationen geschehen – je nach dem, was aus dem Altgedächtnis noch als Versatzstücke (Mosaiksteinchen) zur Konstruktion einer Wirklichkeit mobilisiert werden kann.

Auch eine Störung kann die Funktion einer Ressource übernehmen, so kann z. B. durch Aggressivität, die persönliche Kontrolle einer Situation durch Herstellen von Distanz verbessert werden.

Bei der Definition von Pflegezielen soll ein Optimum zwischen Autonomie und Hilfe angestrebt werden. Zwischen dem Bedürfnis nach Autonomie und Selbstbestätigung und dem Schutz vor Selbstgefährdung steht die Bewältigungsstrategie der Verleugnung, die im Bewusstsein die eigene Kompetenz und Verfügbarkeit von Ressourcen erhält. Zugänge zu Ressourcen zu suchen bedeutet für die Bezugspersonen auch, Zugang zu der Welt des Kranken zu suchen und zu finden, sowie sein Bedürfnis nach Sicherheit aus Lebenserfahrungen u. a. anzuerkennen. Es ist aber auch zu respektieren, dass dies kein kontinuierlicher Prozess ist, sondern ein ständiges Ausgleichen und Aushandeln erfordert.

Die Welt des Kranken mit Demenz ist durch besondere Weisen des Erlebens und Verhaltens gekennzeichnet. Diese zu verstehen bedeutet auch, sich den Ressourcen zu nähern und ein Verhalten, dass nach außen als Störung erscheint, in Wirklichkeit als notwendige Suche nach Sicherheit und Geborgenheit (als bindungssuchendes Verhalten) zu erkennen.

Ressourcen bei Personen mit Demenz können nur auf dem Boden der Krankheit bedingten Veränderung von Erleben und Verhalten verstanden werden. Die Pflegenden haben die Aufgabe, die Einschränkungen und Veränderungen durch die Krankheit über einen Zeitraum so zu kompensieren, dass eigene Bewältigungs-Ressourcen noch wirksam werden können. Die sind im Pflegealltag Strukturen, die Halt geben – aber nicht erdrücken und entmündigen. Ein Rahmen, der Halt gibt, schützt und begrenzt – und lässt damit einen Freiraum für den Inhalt. Er schafft auch einen Raum für Begegnungen und Erleben von Zugehörigkeit und Vertrautheit.

3.1 Generationsübergreifende Aspekte von Bindung

Die von Bowlby definierten Bindungstypen wurden von Wensauer/Grossmann (1995) bei gesunden älteren Personen untersucht. Wie zu erwarten war, beschrieben sich die sicher gebundenen älteren Menschen als zufriedener, berichteten über weniger Ängste und hatten eine positive Einstellung zur Zukunft.

Aber auch die Kinder dieser sicher gebundenen Älteren, waren überwiegen selbst wieder dem sicheren Bindungstyp zuzuordnen. Die Kinder hatten eine sozialere Einstellung, waren emotional und materiell unterstützend und konnten selbst auch Unterstützung angemessen annehmen.

Weitere Untersuchungen weisen darauf hin, dass auch die Art der Bindung der (pflegenden) Kinder wesentlich dafür ist, wie die Pflegebeziehung ausgestaltet wird. Auf der Ebene der Kranken und ihren Bezugspersonen gibt es Zusammenhänge zwischen Bindungsmuster und Krankheitsverhalten. Danach erhalten und geben ältere Personen, die in ihrer Erinnerung von einer unterstützenden Bindungsperson berichten, mehr soziale Unterstützung als solche, die Erfahrungen mit abweisenden Bindungspersonen schildern. Ähnlich wie Personen mit sicherem Bindungsmuster, können Ältere mit positiven Erinnerungen an unterstützende Bezugspersonen direkter und unkomplizierter Unterstützung in Belastungssituationen mobilisieren. Andererseits können sie auch, im Sinne des Fürsorgeverhaltens, selbst anderen Hilfe gewähren. In der Untersuchung von Wensauer/Grossmann berichten ältere Personen mit einem sicheren inneren Bindungsmodell außerdem über mehr Familienmitglieder und andere Personen in ihrer Umgebung, mit denen sie auch häufigere Kontakte unterhielten, als Personen mit einem unsicheren Bindungsmodell.

Der flexible Umgang mit sozialer Unterstützung ist bei älteren Personen immer dann eingeschränkt, wenn sie in ihrer Erinnerung von einer zurückweisenden Bindungsperson betreut wurden. Das Muster sozialer Unterstützung, das Annehmen einer Person, die Hilfe benötigt und diese nicht als „schwach“ zu etikettieren, wird durch das Vorbild der früher Bindungspersonen erworben. Solange selbst keine Hilfe benötigt wird, kommen diese Erfahrungen nicht zum Tragen. Erst eigene und oft negative Erfahrungen mit gesetzlichen Betreuern, in belastenden Pflegeverhältnissen zu Hause oder im Heim können unsicher-vermeidende Bindungsanteile aktivieren und den Umgang mit Hilfe beeinträchtigen. Im Kapitel über die Bewältigungsstrategien werden diese Aspekte weiter ausgeführt.

Ein anderer Aspekt ist die Beziehung zwischen Art der Bindung und erlebter Belastung durch die Pflege eines Angehörigen. In der Studie von Adler et al. (1996) wurden Zusammenhänge zwischen Belastungserleben und Merkmale der „emotionale Bindung“ zwischen pflegenden Angehörigen und Demenzkranken untersucht. Dabei bezeichneten ca. 30% der befragten pflegenden Angehörigen die von ihnen erlebte Beziehung als sehr abhängig, 40% als abhängig und 30% als emotional autonom. Bei den pflegenden Angehörigen, die eine „sehr emotionale Bindung“ hatten, zeigte sich, dass sie unter einem signifikant höheren Ausmaß an sozialen Einschränkungen und unter einer großen Erwartungshaltung seitens des Kranken, verbunden mit Ärger in der Pflegesituation, litten. Zudem wurde von ihnen vermehrt über eigene gesundheitliche Probleme geklagt. Bei den „emotional abhängigen“ Angehörigen hatten bis zu 49% keine eigenen Zukunftspläne.

3.2 Gegenseitigkeit von Bindung in Beziehungen bei Demenz (am Beispiel älterer Ehepaare)

Eine besondere Variante der Bindung entwickelt sich bei Ehepaaren, wenn die Beziehung und die Kommunikation durch die Demenz eines Lebenspartners zunehmend asymmetrisch werden. Auch der Bindungstyp des gesunden Ehepartners hat Einfluss auf den Umgang und die glaubwürdige Vermittlung von Sicherheit und Vertrauen bei dem Kranken.

Bei der Beobachtung dieser Bindungsprozesse, sind daher die individuelle Bindungsvorgeschichte jedes einzelnen Partners und die des Paares in der gemeinsamen Zeit vor der Demenzerkrankung von Bedeutung. Die Erwartungen des gesunden Partners an den Demenzkranken leiten sich aus der Beziehung vor der Erkrankung ab. Auch der gesunde Partner hat ein Bedürfnis nach Nähe, Zuwendung und Sicherheit, und erwartet dies auch von dem erkrankten Partner.

Zu Beginn einer Demenzerkrankung, wenn die Diagnose noch nicht gestellt worden ist, beginnt bereits der beiderseitige Anpassungsprozess. Es gibt häufig Auseinandersetzungen, die vom Kranken mit massiven Ängsten und oft mit Depressionen verarbeitet werden. Die Angst vor dem Verlust von Nähe und Sicherheit ist hier ausschlaggebend für die Entstehung einer Depression – wobei auch die Wahrnehmung der eigenen Veränderungen (Verlust von Gedächtnisinhalten, Leistungsfähigkeit und Sicherheit in Beziehungen zu Freunden und Bekannten) wesentlich beteiligt ist. In dieser Erkrankungsphase werden unsichere Bindungsanteile verstärkt. Das vermehrte Bedürfnis nach Orientierung wird durch anklammerndes und oft auch anhängliches Verhalten deutlich. Trifft dieses Muster auf eine Beziehung, in der die gegenseitige Unabhängigkeit ein hohes Gut war, treten ernsthafte Konflikte bis zu Trennungsgedanken auf. Durch das Erfahren der Diagnose und der Verpflichtung zur Solidarität in der Ehe, werden diese Bestrebungen zurückgestellt, bleiben aber unterschwellig wirksam. Partnern mit überwiegend sicheren Bindungsanteilen gelingt es besser, die Veränderungen zu akzeptieren und in einem guten emotionalen Kontakt zu bleiben. Bei diesen Paaren ist die Gegenseitigkeit der Beziehung auch in fortgeschrittenen Krankheitsphasen noch wirksam. Es gelingt besser, das Gleichgewicht zwischen Unterstützung, Überforderung und Überbehütung zu wahren.

Bei dem unsicheren Bindungsmuster stehen Ängste, Vermeidung und Zwiespältigkeit im Vordergrund. Dieses Bindungsmuster kann sich später durch positive Bindungserfahrungen, Erleben von positiver Nähe und Vertrauen verändern – die Bezugsperson kompensiert einen Teil der Bindungsdefizite. Im ungünstigeren Fall kann eine Anfälligkeit für Ängste, Depressionen oder eine Überbetonung von Unabhängigkeit und Kontrolle bei realen oder befürchtetet Verlusten aktiviert werden. Unsichere Bindungsanteile des gesunden Partners verstärken sich, wenn der nun an Demenz Erkrankte früher die Beziehung durch seine sicheren Anteile gefestigt hat. Während der überwiegend unsicher gebundenen Partner durch seine eigene Lebensgeschichte nicht in der Lage ist, die notwendige Sicherheit zu geben.

Ingebretsen (1998) untersuchte bei 28 Ehepaaren im Alter von 68–87 Jahren die Veränderungen der Paarbindung, wenn ein Ehepartner an einer Demenz erkrankt war. Die Paare wurden zu Beginn der Erkrankung und über einen Zeitraum von 3 Jahren etwa alle 6–9 Monate befragt.

In der Untersuchung wird die Bewältigung des fortschreitenden Verlustes von Kompetenzen und der immer kleiner werdende Vorrat an Gemeinsamkeiten beschrieben. Eine ständige Neuorientierung und Anpassung an das jeweilige Krankheitsstadium ist erforderlich. Der gegenseitige Kontakt nimmt ab und das Gleichgewicht von Geben und Nehmen, die Wechselseitigkeit von Unterstützung in der Beziehung verschiebt sich gravierend.

In dieser Situation ist der Kranke auf eine sichere Bindung zu einer Person angewiesen, die ihn hilft und ihn leitet, eine Person die ihn als Beifahrer und Kartenleser begleitet. Dies umso mehr, je mehr der Kranke sich in seiner Verzweiflung wie in einem Labyrinth erlebt, ohne den Weg nach draußen zu kennen. Erschwerend kommt hinzu, dass der Kranke nicht mehr in der Lage ist, von sich aus andere Bezugspersonen zu suchen, die einen Teil der Funktionen übernehmen können. Bestimmend und steuernd für den Anpassungsprozess ist nach Ingebretsen sowohl das Bedürfnis des erkrankten Partners nach Sicherheit als auch die objektive Notwendigkeit, Sicherheit im Alltag zu gewährleisten. Beispiele für Situationen aus dem Alltag sind die Sicherheit in der Küche (Herdplatten), beim Autofahren oder das Risiko, sich zu verirren.

In der Untersuchung werden Situationen beschrieben, in der überwiegend zwanghaft oder eher vermeidend strukturierte gesunde Partner sich oft selbstherrlich verhalten, diskutieren und argumentieren, um Recht zu behalten. Die Distanz zwischen den Partnern vergrößert sich und die emotionalen Bedürfnisse des Kranken kommen zunehmend zu kurz. Die Maßstäbe des gesunden Partners bleiben bestimmend.

Ängstlich-unsichere gesunde Partner geraten oft in Panik, haben Ängste und versuchen, die Demenzsymptome zu ignorieren oder zu bekämpfen.

Ausgehend von seinen Beobachtungen beschreibt Ingebretsen drei wesentliche Muster von Erwartungen des gesunden Partners mit überwiegend unsicheren Bindungsanteilen an den Kranken:

1. Bleib für mich verfügbar, werde nicht hilflos, ich brauche Dich. Der in der bisherigen Phase abhängige gesunde Partner/in bekommt zunehmend Angst vor dem drohenden Verlust und zeigt nun seinerseits ein bindungssuchendes Verhalten, dem der Kranke jedoch zunehmend nicht mehr entsprechen kann. Der gesunde Partner gerät unter starke innere Anspannung, mit Ängsten bis zur Panik und ist dadurch nicht mehr in der Lage, einfühlsam zu reagieren. Es fallen Äußerungen wie: „Du kümmerst Dich überhaupt nicht mehr um mich, warum machst Du das mit mir?"

Der Kranke kann die Bedürftigkeit des gesunden Partners nicht mehr erkennen und entsprechende Rückmeldungen verwerten; er reagiert mit Traurigkeit und Unverständnis. Die mangelnde Fähigkeit zum Feed-back ist eine sehr früh im Krankheitsverlauf zu beobachtende Kommunikationsstörung. Dies wiederum kann zum auslösenden Signal für weitere Verstrickung in Angst, Wut und Hilflosigkeit werden. Manchmal ist es hilfreich, die Rolle des nun Stärkeren anzunehmen und mit neuem Bewusstsein diese Rolle positiv auszufüllen.

2. Ich kann nicht mehr für Dich tun. Komm mir nicht zu nahe und störe meine Unabhängigkeit nicht. Ich bin für Dich nicht mehr verfügbar. Die Beziehung vor der Erkrankung wurde in diesem Fall durch ein sorgfältig reguliertes und stets kalkulierbares Verhältnis von Nähe und Distanz stabilisiert. Die Änderungen des Verhaltens des erkrankten Partners werden als Provokation und Störungen erlebt. Anschuldigungen und Zurechtweisungen des Kranken bleiben erfolglos – als Reaktion erfolgen Rückzug, Abweisung und Verstärkung der unsicher-vermeidenden Bindungsanteile.

Ein Ehemann berichtet: „Ich muss ihr ständig sagen, was sie tun soll und sie sogar an die persönliche Hygiene erinnern. Dann protestiert sie heftig dagegen und fühlt sich von mir bevormundet."

Es wird schwerer, einen eigenen Bereich zu behalten, die eigenen Interessen nicht aufgeben zu müssen. In dieser Situation ist es hilfreich, deutliche Entlastung, z. B. durch eine Tagesbetreuung, zu schaffen, um die notwendige Distanz wieder herzustellen. Hier wird deutlich, dass die Neuregulierung auf der Paarebene Unterstützung von außen benötigt. Neben der Entlastung erfolgt auch eine Stabilisierung der Zweierbeziehung. Nach einiger Zeit kann sich ein neues Gleichgewicht zwischen notwendiger Fürsorge und Erhalten des persönlichen Freiraumes einspielen.

Die folgende Aussage eines Ehemannes deutet auf eine von beiden als positiv erlebte Lösung mit Stärkung der sicheren Bindungsanteile hin: „Wenn ich am Schreibtisch arbeite, kann sie mich dabei beobachten und ist dann ganz zufrieden."

3. Ich bin immer für Dich da, ich werde Dich nie verlassen, wir gehören für immer zusammen. Wenn unsicher-ambivalente Bindungsmuster beim gesunden Partner aktiviert werden, scheint dies auf den ersten Blick eine perfekte Versorgung des Kranken rund um die Uhr zu garantieren. Je mehr sich der gesunde Partner mit der Pflege identifiziert, umso mehr geht das „Wir" in der Beziehung verloren. Die völlige Identifikation (Symbiose) der eigenen Bedürfnisse mit denen des Kranken und die Anpassung des eigenen Tagesablaufes, macht den zwangsläufig bevorstehenden Prozess der Ablösung besonders schwer. Muss der Kranke möglicherweise in einem Heim untergebracht werden, kann der gesunde Partner sich nur dadurch stabilisieren, dass er weiter täglich über viele Stunden ebenfalls im Heim ist. Oft kann erst die eigene Erkrankung oder ein einschneidendes Ereignis diesen Teufelskreis durchbrechen und ein neues Gleichgewicht einleiten. Auch hier wird ein Impuls von außen benötigt, um das Beziehungsmuster zu verändern.

Eine weitere Untersuchung zum Thema Bindungsmuster und seine Auswirkungen bei Demenz stammt von Magai/Cohen (1998) mit dem Titel: „Bindungstyp und emotionale Regulation bei demenzkranken Patienten und die Auswirkung auf die Belastung der Pflegenden". Untersucht werden 168 Personen mit Demenz verschiedener Schweregrade und ihre pflegenden Bezugspersonen. Die Studie berücksichtigt

- den Bindungstyp vor der Erkrankung,
- die Regulation von Affekten wie Angst und Depression vor der Erkrankung und
- Veränderungen des Erlebens und Verhaltens in Phase der Demenz.

Es finden sich grundsätzlich die gleichen Bindungstypen, wie sie in Stichproben jüngerer Personen beobachtet werden. Jedoch ist die Verteilung der prozentualen Häufigkeiten unterschiedlich. Die Gruppe der unsicher-ambivalent gebundenen Personen ist insgesamt geringer vertreten. Demenzkranke aus der Gruppe der unsicher-ambivalent gebundenen Personen leiden häufiger unter Ängsten und Depressionen als die sicher oder vermeidend gebundenen Kranken. Die vermeidend gebundenen Personen weisen jedoch einen höheren Anteil von wahnhaften Störungen auf.

Die pflegenden Bezugspersonen erleben die geringsten Belastungen bei der Versorgung der sicher gebundenen Kranken im Vergleich zu denen, die den übrigen Bindungstypen zugeordnet werden können. Bei einer statistischen Analyse zur Gewichtung der verschiedenen Belastungsfaktoren in der Pflege Demenzkranker, macht die Art der Bindung der größten Einzelposten aus.

Die Bindungsgeschichte und die Qualität der aktuellen Bindung zwischen alten Eltern und ihren erwachsenen Kindern sind auch für psychosoziale Anpassungsleistungen dieser älteren Menschen wesentlich. Cicirelli fand heraus, dass erwachsene Töchter mit einer sicheren Bindungsbeziehung die Versorgung eines pflegebedürftigen Elternteils als weniger belastend erleben. Auch die Bindungsgeschichte, so wie sie von den erwachsenen Kindern später erinnert wird, beeinflusst die Bereitschaft zu Hilfeleistungen für alte Eltern.

3.3 Bewältigungsstrategien bei Demenz

In diesem Abschnitt werden Bewältigungs-Strategien (Coping) nicht wertend, im Sinne von erfolgreicher Lösung eines Problems definiert, sondern sie beschreiben alle Formen des Umgangs mit Belastungen und die sich daraus ergebende Anspannung.

Die Strategien umfassen die subjektive Wahrnehmung (z. B. als bedrohlich) und die Interpretation (Einschätzung von Handlungsmöglichkeiten) in einer Situation. Ziel der Bewältigungs-Strategien ist es, einen inneren und äußeren Gleichgewichtszustand herzustellen oder aufrechtzuerhalten, in welchem Spannungen abgebaut und/oder Bedrohungen abgewendet oder ausgehalten werden können. Bewältigung ist in diesem Sinne der Versuch, die objektiven Ereignisse in eine subjektive Realität umzuwandeln.

Auf der Basis bestimmter Bindungsanteile können Bedrohungen der Autonomie und des Selbstwertgefühls sowie befürchtete oder reale Verluste (z. B. Trennungen) zu unterschiedlichen Strategien der Bewältigung führen.

Erwerb von Bewältigungsstrategien bei Demenz

Selbstvertrauen, Selbstidentität, ein konstantes Selbstbild in der eigenen Biographie und Lebensplanung, sich zugehörig erleben in einem festen Rahmen und sich sicher fühlen sind Grundvoraussetzungen für seelische Gesundheit. Dazu gehört auch eine positive Einstellung zu den eigenen objektiven und subjektiven Ressourcen, die zur Verfügung stehen, autonom oder mit Unterstützung ein Lebensproblem zu bewältigen oder lösen zu können.

Jeder Mensch hat in seiner persönlichen Entwicklung gelernt, mit Stress und Belastungen auf eine Weise umzugehen, die sein persönliches Stressmuster mit den begleitenden vegetativen Reaktionen geprägt haben. Der Organismus wird bei Stress in Alarmbereitschaft versetzt und löst Gefühle, Gedanken und Handlungen aus, um mit der Belastung umzugehen, Reserven zu mobilisieren, den Stress zu reduzieren und die innere Anspannung abzubauen. Stress wird dann schädlich, wenn die Belastungen nicht abnehmen und die Spannung daher nicht abgebaut werden kann. Die Vorstellung des unvermeidlichen Verlustes der geistigen Kräfte, sowie den Verlust von Vergangenheit und Zukunft bewusst erleben zu müssen, löst Angst aus und bedeutet eine permanente Stresssituation.

Zum Teil sind auch die Bewältigungsstrategien, die den Stress eigentlich reduzieren sollen, selbst mit Erregung und Anspannung verbunden, die somit eine Beruhigung kaum zulassen. Nicht abbaubarer Stress wiederum verschlechtert die Bewältigungsfähigkeiten eines Demenzkranken. Dies nicht nur auf der psychisch-vegetativen Ebene, sondern auch durch direkte Schädigung des neuronalen Netzwerkes (Zerstörung von Nervenzellverbindungen) durch die Stresshormone. Die Hirnleistungen werden weiter verschlechtert, die Demenzerkrankung schreitet rascher fort. Eine Zielsetzung im Umgang, der Betreuung und der Versorgung von Personen mit Demenz ist daher die Schaffung einer Umgebung und das Erlernen von Umgangsweisen in der Pflege, die als möglichst wenig stresserzeugend und stressverstärkend wirken.

Es stellt sich die Frage, wie sich die zu beobachtenden Bewältigungsstrategien in der Konfrontation mit einer langsam und unaufhaltsam fortschreitenden Demenzerkrankung auswirken. Welche Bewältigungsformen können hilfreich sein und welche Strategien lassen den Stress noch größer werden?

Viele Äußerungen es Erlebens und Verhaltens einer Person, die von außen als Krankheitssymptome, störendes oder herausforderndes Verhalten u. a. wahrgenommen werden, sind in diesem Sinne Versuche der Bewältigung einer letztlich nicht zu bewältigenden Situation.

Bereits im Zeitraum vor dem Erkennen der Demenzerkrankung, d.h. im Allgemeinen bevor die klinische Diagnose gestellt werden kann, zeigen sich Hinweise auf Bewältigungsstrategien, die im Verlauf der Erkrankung deutlicher zum Vorschein kommen. Bereits in dieser Vorphase der Demenz kann das „Nichtkönnen“ Teil einer (unbewussten) Vermeidungsstrategie sein und dem Rückzug aus Belastungssituationen oder Konflikten dienen. Jahre vor der Diagnose kann die Aufgabe von Interessen, von Kontakten oder Hobbys auftreten. Dies wirkt sich auf den weiteren Krankheitsverlauf negativ aus, da die Möglichkeiten der psychischen und sozialen Stimulation nicht mehr genutzt werden können. Nicht mehr aktivierte und brachliegende Verknüpfungen im neuronalen Netzwerk werden schließlich unwiederbringlich gelöscht. Zahlreiche Studien haben gezeigt, dass die Kombination von regelmäßigen körperlichen und sozialen Aktivitäten den Krankheitsverlauf verzögern kann. Oft können so wertvolle Jahre gewonnen werden. Dieser Vorteil kann durch die Prävention körperlicher Risikofaktoren, durch Früherkennung und umfassende Therapie weiter vergrößert werden.

Sehr häufig wird schon früh die Verantwortung an die dadurch immer bedeutsamer werdende Bezugsperson delegiert. Situatives Nichtwahrnehmen oder Nichtdenken kann sich als ein unbewusster Bewältigungsstil (als Muster) in langjährigen Beziehungen entwickeln, in denen sich der später Erkrankte schon immer in der Abhängigkeitsrolle befand und sich an diese gewöhnt hat.

Die folgende Übersicht gibt Hinweise auf Risiken, die bereits zu einem frühen Zeitpunkt eine Bewältigungsstrategie erkennen lassen, die den Verlauf der späteren Demenz beeinflussen kann:

- Rückzug von Alltagsaktivitäten, Aufgabe von Interessen und Hobbys, Rückzug aus Beziehungen und Kontakten,
- Betonung von Selbständigkeit, Leistungsfähigkeit und Unabhängigkeit (unsicher-vermeidender Bindungsanteil) mit Verleugnung von Defiziten,
- Reduzierung (Einsparung) von Lebensenergie, rasche Erschöpfbarkeit,

- Rigidität in Einstellungen (z. B. eingeengte Flexibilität im Denken und Urteilen, verminderte Umstellungsfähigkeit),
- mangelnde Einfühlung und Verwertung von Rückmeldung (Feedback) der Gefühle Anderer,
- Depression mit betonter Hilflosigkeit und Anklammerung,
- Vermeidungsverhalten,
- Delegation von Verantwortung und Tätigkeiten (Zunahme der Anhängigkeit in Beziehungen),
- Vernachlässigung von Pflichten, Aussehen, Körperpflege u. a. bis zur Verwahrlosung,
- wahnhafte Umdeutung oder Projektion (s. u.) und bereits einzelne Wahnideen (s. u.).

Oft werden diese Strategien von den Bezugspersonen nicht mit einer beginnenden Demenzerkrankung in Verbindung gebracht und damit zu spät daran gedacht, dass evtl. eine Demenz vorliegen könnte. Welche frühen Symptome im Einzelfall auftreten, hängt von den Bedingungen des Krankheitsverlaufes, von der Persönlichkeitsentwicklung vor der Erkrankung und von fördernden bzw. beeinträchtigenden Bedingungen der Umgebung ab.

Einige Frühsymptome im Krankheitsverlauf weisen auf Bewältigungsmuster hin, die für die weitere Krankheitsentwicklung von Bedeutung sind. Die Auswirkungen von sicheren und unsicheren Bindungsanteilen auf den Krankheitsverlauf werden hier bereits sichtbar. Wenn die sicheren Bindungsanteile überwiegen, kann oft rechtzeitig über Gedächtnisstörungen und die Möglichkeiten der Diagnose und Behandlung gesprochen werden. So kann wertvolle Zeit gewonnen werden. Ungünstiger sind die frühen Strategien auf unsicherer Basis, wie sie in oben stehender Aufzählung dargestellt sind.

Insbesondere das unsicher-vermeidende und das unsicher-verstrickte Bindungsmuster führen schon früh zu Verhaltensweisen der Vermeidung und Hilflosigkeit.

Tabelle 5 stellt noch einmal zusammenfassend die Auswirkungen der verschiedenen Bindungstypen bei einer Demenzerkrankung dar. Man kann davon ausgehen, dass die früh erkennbaren Bewältigungsstrategien in Bezug zum Bindungstyp im gesamten Krankheitsverlauf in unterschiedlicher Intensität zu beobachten sein werden. Von der Aktivierung des bindungssuchenden Verhaltens hängt die Art und Intensität der Reaktionen ab und steht damit in direkter Beziehung zum Verhalten der Bezugspersonen (Bindungspersonen) und der Bindung fördernden Umgebung.

Tabelle 5: Bindungstypen bei gesunden Erwachsenen und bei Demenz

Bindungstyp	Erwachsener vor der Demenzerkrankung	Demenzkranker
Sicher	Wertschätzung von Bindung, ausgeglichen, gutes Selbstvertrauen, Selbstsicherheit, Sicherheit gebend, hilfsbereit, positive Gefühlsäußerungen, einfühlsam	Akzeptanz von Hilfe und Umgehen mit Abhängigkeit, Dankbarkeit zeigen, Vertrauen in Bezugspersonen, Freude, selber helfen wollen
Unsicher-ambivalent (verstrickt)	Unsicher in Beziehungen, Neigung zu Panik, Depressionen und Ängsten, überstarke Abhängigkeit und Verlustängste, Sicherheit fordernd, Idealisierung und Abwertung von Beziehungen	Anklammernd, Hilflosigkeit betonend, Hilfe suchen (rufen), Regression, wechselnde Stimmungslage
Unsicher-vermeidend	Sich autonom gebend, nach außen abweisend – nach innen angespannt, Betonung von Autonomie, weniger Empathie, Misstrauen, Probleme mit Nähe und Körperkontakt	Verleugnung, Projektion, Misstrauen, wahnhafte Erlebnisverarbeitung, mehr Verhaltens-auffälligkeiten
Unsicher-desorganisiert	Ungelöstes Trauma, stark wechselnde Affekte, keine Integration oder Zugang zum Trauma …	Trauma-Reaktivierung in auslösenden Situationen (z. B. in der Pflege) oder bei Erinnerungen

Ebenen, auf denen Bewältigungsstrategien erlebt oder beobachtet werden können

Die Strategien dienen dazu, Bedrohungen, Anforderungen, Störungen oder auch neue (unübersichtliche) Situationen durch Veränderungen (Anpassung) auf der physiologisch-biologischen, der kognitiv-gedanklichen, der emotionalen oder der Handlungsebene zu bewältigen.

Auf welchen Ebenen die Person (gleichzeitig) aktiv wird, hängt von den verfügbaren (z. B. Bewältigungserfahrungen) und dem aktivierbaren (z. B. aktuelle Kompetenz, Ausmaß der sozialen Unterstützung) Bewältigungsressourcen ab.

Beispiele für Bewältigungsstrategien auf den verschiedenen Ebenen des Erlebens und Verhaltens bei Personen mit Demenz sind in der folgenden Übersicht zusammengestellt:

Physiologische Ebene: Vegetative Anspannung, Unruhe, Verkrampfung der Bewegungen.

Emotionale Ebene: Angst, Depression, Enttäuschung, Scham, Gefühl der Bedrohung, Aggression, Resignation bis zur Selbstaufgabe, Affektlabilität.

Kognitive Ebene: Verleugnung, Verdrängung, wahnhafte Umdeutung und Interpretation, Ablenkung, Akzeptieren, Betonung von Hilflosigkeit, Relativieren.

Handlungsebene: Vermeiden, Rückzug, Abwehren, Suchen, Hinlaufen, Konfrontation, Kämpfen, Schimpfen, Fluchen, Jammern und Klagen, zwanghaftes Handeln, Schaffung von Struktur durch Sammeln, Wiederholungen oder ständiges Rufen, Verweigerung von Hilfe, Zurückweisung von ärztlicher Behandlung, von Medikamenten, Nahrung oder Trinken.

Bewältigungsstrategien als Abwehrmechanismen

Es gibt verschiedene psychologische Ansätze, die Bewältigungsstrategien von Personen zu beschreiben oder zu erklären. Jeder dieser Ansätze nimmt Perspektiven auf, die sich ergänzen und eine ganzheitliche Sichtweise von Erlebens- und Verhaltensmöglichkeiten bei Belastungen erleichtern.

Die Psychoanalyse beschreibt die Bedeutung von Abwehrmechanismen, die primär dazu dienen, den Selbstwert einer Person zu regulieren und zu stabilisieren. Die Abwehrmechanismen stehen im Dienste der Ich-Funktionen und vermitteln zwischen verschiedenen seelischen Strebungen mit dem Ziel, das Selbstwertgefühl bei realen oder befürchteten Kränkungen, Bedrohungen oder Versagenserlebnissen zu stützen, sowie die Angst zu mindern oder abzubauen.

Unter Bindungsaspekten ist es ein Ziel, soviel Bindungssicherheit zu bekommen, wie es den jeweiligen Bindungserfahrungen entsprechend möglich ist. Beispiele für die Auswirkung der klassischen Abwehrmechanismen bei Personen mit Demenz sind:

Verleugnung – Nichtwahrhaben wollen: Verleugnung unterstützt wahnhaftes Umdeuten der Realität. Die Kompetenzen aus früheren Lebensphasen werden im Bewusstsein erhalten, Defizite werden verleugnet. Die Aufhebung des Zeitgitters, d.h. die fehlende Zuordnung von Ereignissen aus der Lebensgeschichte zu den entsprechenden Daten, lässt Vergangenheit und Gegenwart verschmelzen. Ohne Zeitgitter werden die Kompetenzen und Pflichten (z. B. zur Arbeit gehen wollen, die Kinder versorgen müssen) aus der Vergangenheit in das aktuelle Erleben transformiert und entsprechend eingepasst.

Verdrängung – Eine Form des Vergessens: Verdrängung schwächt die Gedächtnisfunktionen, wehrt das Bewusstwerden und das Erlebenmüssen von Scham und Versagen ab. Das Selbstwertgefühl wird nicht beschädigt. Verdrängung steht einer bewussten Verarbeitung von Erinnerungen entgegen und erschwert die Anpassung.

Projektion – Verschiebung auf Andere: Durch Projektion wird Verantwortung nach außen verlegt. Andere Personen oder Umstände werden verantwortlich gemacht. Es kommt zu Schuldzuweisungen, Vorwürfen, Beklagen mangelnder Zuwendung, Zeit und zu wenig Verständnis oder Entwertung von Personen. Die Neigung zur Projektion kann die wahnhafte Interpretation von Vorgängen bahnen.

Regression – früheres Verhaltensrepertoire soll Bindung sichern: Regression bedeute der (meist unbewusste) Rückgriff auf Strategien des Erlebens und Verhaltens aus früheren Lebensphasen. Als Schutzmechanismus steht die Regression jeder Person zur Verfügung und hilft, durch einen Rückgriff auf Erfahrungen der Sicherheit und Geborgenheit, sich zu regenerieren, Kränkungen und Verluste zu verarbeiten oder dem Bedürfnis nachzugeben, sich fallen und verwöhnen zu lassen. Dabei steht Regression mit anderen Ich-stärkenden Funktionen im Gleichgewicht. Erst wenn dieses Gleichgewicht weitgehend verschoben ist, kommt die pathologische Seite der Regression ins Spiel. Diese zeigt sich im Falle einer Demenz in der Einengung der Sichtweise, Rückzug, Verweigerung, appellativem Verhalten oder Demonstration von Hilflosigkeit. Auch das Auftreten von Inkontinenz oder Reaktivierung früherer reflexhafter Verhaltenweisen (Tendenz zum Mund, Greifen) gehören dazu. Die schwerste Stufe einer resignativen Regression zeigt sich schließlich in jeglicher Verweigerung von Nahrung und Flüssigkeit bis zum „stillen Suizid".

Hinweise für die Entwicklung einer „pathologischen Regression" nennt Radebold (1994):

- Die Reaktionsweisen sind unangemessen, wirken undifferenziert im Vergleich mit früheren Handlungen und Verhaltensweisen.
- Die Möglichkeiten zum Schutz des Selbstwertgefühls wirken geschwächt, begrenzter und unflexibler.
- Neue Erfahrungen können immer schwerer integriert werden.
- Die Realitätsprüfung ist eingeschränkt oder zeigt schnellere Dekompensation.
- Die Kommunikation wird weniger symbolisch und mehr konkret und Anspielungen „zwischen den Zeilen" werden nicht mehr verstanden.
- Steuerung des Verhaltens und insbesondere der affektiven Impulse ist eingeschränkt

Es entsteht ein Modell einer „Eltern-Kind" Beziehung mit dem Bedürfnis, sich an eine starke Bindungsperson anzulehnen, die Nähe zu dieser Person sicherzustellen und sich notfalls an diese festzuklammern. Das Risiko der pathologischen Regression wird von der Umgebung oft unwissend oder wohlmeinend gefördert. Risikofaktoren können sein:

- Verweigerung der Identität der demenzkranken Person (keine direkte Ansprache, Ansprache ohne Namensnennung, Vermeidung alltäglicher Höflichkeitsformen u. a.),
- Unkenntnis der Biographie bezüglich Namen, Herkunft, Familiengeschichte und beruflicher Identität,
- entmündigendes und unausgesprochenes „Pflegeleitbild" unter dem Aspekt der bewahrenden Satt-und-Sauber Pflege,

- unzureichende Pflegeplanung,
- erwünschte Inaktivität, Mobilitätseinschränkung und Unselbständigkeit,
- infantilisierende Kommunikation durch Duzen u.a. sowie Praktiken der „Nacherziehung“ und „Bestrafung“,
- nicht eingehaltene zeitliche Verabredungen, häufige Vertröstungen, mehrfache Unterbrechungen der personellen Kontinuität oder durch häufig wechselnde Beziehungspersonen,
- Einfluss von zentral dämpfenden Psychopharmaka sowie von Schlaf- und Schmerzmitteln mit der Folge stärkerer Einschränkung von Konzentration, Aufmerksamkeit und Wachheit. Eine sorgfältige Nutzen-Risiko Abwägung ist hier erforderlich.

Die beste Prophylaxe gegen die pathologischen Anteile der Regression ist die Bereitschaft, eine sichere Bindung mit Stärkung der Identität und der aktuellen Handlungsfähigkeit in einer sicheren, vertrauten und überschaubaren Umgebung zur Verfügung zu stellen.

Andere Abwehrmechanismen können z. B. Verharmlosung, Rationalisierung, Relativierung, Kompensation, Konversion, ungeschehen machen oder aggressiv getönte Zurückweisung sein. Eine andere, in der Verhaltenspsychologie eine bedeutende Rolle spielende Reaktion, ist das Vermeidungsverhalten. Dieses tritt im Zusammenhang mit erwarteten oder konkreten Situationen auf, deren Bewältigung als aussichtslos oder zu anstrengend erscheint. Vermeiden kann durchaus sinnvoll sein und zur Sicherheit und zum Schutz beitragen, vor allem dann, wenn die zur Verfügung stehen Ressourcen realistisch und ohne zu starke Ängste beurteilt werden können. Vermeidungsverhalten ist in diesen Fällen ein genereller Mechanismus des gesunden Menschen, um sich vor Überforderung zu schützen. Die realistische Sichtweise ist im Rahmen der Demenz zunehmend eingeschränkt. Insbesondere die Konsequenzen eines Verhaltens können nicht mehr eingeschätzt werden. Das vorausschauende und planende Verhalten ist, da an Gedächtnisfunktionen gebunden, nicht mehr möglich. So werden einerseits Situationen vermieden in denen Scham und Versagen befürchtet werden, andererseits aber Situationen nicht vermieden in denen reale Gefahren bestehen, die aber verkannt oder verleugnet werden. Ein bekanntes Beispiel ist das Problem der Eignung beim Autofahren. In diesem Fall wiegt die Verleugnung stärker, als die Angst vor dem Versagen oder Schaden zu nehmen bzw. zu verursachen.

Bewältigung durch Vermeidung ist bei Demenz eine frühe und häufige Strategie mit hohem Vorhersagewert für die weitere Demenzentwicklung. Personen mit stark ausgeprägter Tendenz zur Vermeidung und Verleugnung zeigen mehr Probleme durch Rückzug, aktiver Zurückweisung oder Entwicklung wahnhaften Erlebens. Die folgende Übersicht zeigt zusammenfassend die Vor- und Nachteile einer Vermeidungshaltung im Rahmen einer Bewältigungsstrategie:

Vorteile:

- Schutz vor Gefahren und Überforderung,
- Sparen von Kräften,
- Schutz vor Erschöpfung,
- Reduzierung von Versagensängsten,
- Selbstwertschutz durch Vermeiden von Peinlichkeit, Scham, Bloßstellung,
- Zuwendung durch Hilflosigkeit bekommen,
- Bewahrung von Haltung (Fassade im positiven Sinn).

Nachteile:

- Keine Annäherung an Problemlösung,
- Mangel an Erfolgserlebnissen, da auch noch mögliche Erfolge ausbleiben,
- keine Angstminderung vor nächster Situation,
- zunehmend verzerrte Bewertung von Problemen, Situationen oder Personen,
- Gefahr der Unterforderung,
- Teufelskreis der Kompetenzminderung durch Verstärkung von Hilflosigkeit und Regression,
- Verlust oder Selbstaufgabe von Kontrolle,
- Schwächung des neuronalen Netzwerkes durch mangelnde Aktivierung,
- Spannungen im sozialen Umfeld, wenn Bezugspersonen das Vermeidungsverhalten „durchbrechen" wollen oder regressive Verhaltensweisen unverhältnismäßig stark stützen.

Wahnhaftes Erleben als Bewältigungsstrategie bei Demenz

Im Verlauf der Demenzerkrankung, oft schon im Anfangsstadium, können wahnhafte Strategien eingesetzt werden, die dazu dienen, die Realität im Sinne der in der aktuellen Situation erlebten Gefühle umzudefinieren. Der für wahnhafte Reaktionen prädisponierende Bindungstyp ist die unsicher-vermeidende Bindung. In einigen wahnhaften Verhaltensweisen finden sich Hinweise für die Schaffung von Ersatz für Kommunikation und Bindungen. Dies kann im Falle eines Bedrohungserlebens mit starken Affekten von Angst und Abwehr einhergehen.

Fallgeschichte Frau N., 78 Jahre: „Das Seemannsgrab"

Frau N. hatte vor 6 Monaten ihren Mann nach langer Krankheit verloren. Auf seinen ausdrücklichen Wunsch wurde seine Asche, da er früher zur See gefahren war, im Meer verstreut. Kurze Zeit später vermutete Frau N., ihr Mann sei gar nicht gestorben, er sei unterwegs und komme bald nach Hause. Sie kochte für ihn und deckte auch gelegentlich für ihn den Tisch mit. Ein Knacken im Telefon hielt sie für einen Anruf ihres Mannes, der sich vergewissern wollte, ob sie zu Hause sei. Dies bestärkte sie in der Überzeugung, der Mann lebe noch. Im Rahmen der gerontopsychiatrischen Untersuchung wurde eine mittelschwere Demenz festgestellt. Im weiteren Verlauf wurden zunehmend auch depressive Symptome sichtbar. Frau N. zog sich immer mehr zurück und verließ das Haus nicht mehr. In der Folgezeit wurde sie zunehmend pflegebedürftig. Erst als die Demenz die konkreten Erinnerungen an den Mann ausgelöscht hatte, wurde die Überzeugung, der Mann lebe noch, nicht mehr geäußert.

In dieser Fallgeschichte wird deutlich, wie eine Person versucht, den Verlust einer wichtigen Bindungsperson zu bewältigen. Die wahnhafte Strategie macht den Verlust ungeschehen. Das alte Verhalten der Fürsorge kann wieder aufgenommen werden. Das Alleinsein und die Einsamkeit werden so überwunden. Das Beispiel zeigt aber auch wie bedeutend es ist, einen Ort für die Trauer und zum Abschiednehmen, z. B. ein Grab, zu haben.

Die Tabellen 6 und 7 zeigen eine Systematik des wahnhaften Erlebens bei Demenz. Die Symptome können dem psychotischen Syndrom zugeordnet werden. Diese Zuordnung erleichtert die Diagnostik, zumal die Symptome untereinander in einer Beziehung stehen können.

Verstärkt oder ausgelöst werden können wahnhafte Reaktionsweisen durch Veränderungen der Informationsaufnahme bei sensorischen Defiziten, wie Schwerhörigkeit oder Sehbehinderung. Unklare, unvollständige und unscharfe Informationen stärken das Misstrauen

Tabelle 6: Bestehlungswahn bei Demenz

Bestehlungswahn	**Auswirkungen auf das Erleben und Verhalten – Bedeutung**
Einzelne, umschriebene Wahnidee, meist ein einfacher Bestehlungswahn	Verlegte und verlorene Dinge werden als gestohlen betrachtet, Projektion des eigenen Defizits durch Schuldzuweisungen an Familie, Pflegende oder Nachbarn – die vermuteten Diebe.

und beschleunigen den Rückzug in die eigene Gedankenwelt, die sich nicht mehr an der Realität orientiert. Eine typische wahnhafte Verarbeitung der Gedächtnisstörung erfolgt z. B. durch den Bestehlungswahn und wird in Tabelle 6 dargestellt.

Wenn die Bestehlungsideen über einen längeren Zeitraum bestehen, wird eine in sich logische Erklärung dafür gesucht – es entsteht ein Wahnsystem, das in diesem Fall einfach strukturiert ist.

Tabelle 7: Einfaches Wahnsystem bei Demenz

Einfaches Wahnsystem	**Auswirkungen auf das Erleben und Verhalten – Bedeutung**
Versuch einer in sich logischen Erklärung: „Jemand kommt in die Wohnung.“, „Es werden Sachen zerstört.“ oder “Man will mich hier raus haben.“	Projektion einer Bedrohung von außen.
Einbau von Sicherheitsschlössern und Riegeln.	Bedürfnis nach Schutz und Sicherheit.
Rückzugstendenz – Niemanden hereinlassen.	Mangel an Vertrauen.

Tabelle 8: Identifikationsstörungen bei Demenz

Identifikationsstörungen	Auswirkungen auf das Erleben und Verhalten – Bedeutung
■ Inkonstanz innerer Bilder von Personen und Orten.	■ Störung der ganzheitlichen Erkennung (Zusammensetzung eines inneren Bildes.
■ Austausch von Objekten, Personen, Orten oder Gegenständen in einer Zeitreise mit Bezug zu den Eltern, Wohnung, Beruf u. a.	■ Bedeutsame Erinnerungsstücke werden im Erleben der Gegenwart neu verbunden. Sie werden durch das Zeitgitter nicht geordnet.
■ Verkennung von Personen (Wahrnehmungen), als Funktion des Vergessens mit Umdeutung in der aktuellen Situation.	■ Nähe kann als Bedrohung erlebt werden.
■ Umdeuten oder Nichterkennen des eigenen Spiegelbildes.	■ Eigene Identität ist in der Gegenwart über optische Wahrnehmung nicht mehr herzustellen.
■ Personen im Fernsehen werden als anwesend erlebt.	■ Können als beruhigendes oder bedrohliches Signal wahrgenommen werden.
■ Gewissheit über die Anwesenheit von (nicht vorhandenen) Personen in der Wohnung.	■ Ausdruck von Sorge oder Fürsorge.
■ Angst verlassen worden zu sein	■ Bei Unterbrechung von Bindungskontinuität (Abbrechen von Blickkontakt).
■ Nach Hause wollen.	■ Suche nach Schutz und Vertrautheit.
■ Sun Downing Phänomen (Sonnenuntergangs Phänomen).	■ Zunahme von Unruhe am Nachmittag durch Veränderung Wahrnehmung (Beleuchtungsstärke, Schattenbildung).

Eine weitere, erst in der letzten Zeit zunehmend beachtete Kategorie des wahnhaften Erlebens, bilden die Identifikationsstörungen als eine Überforderung des neuronalen Netzwerkes beim Aufbau von inneren bildhaften Vorstellungen. Es entwickelt sich eine komplexe Veränderung der Wahrnehmung von Personen, Dingen und Situationen mit Fehlinterpretation. Die Ursachen liegen in der zunehmenden Schwierigkeit, komplexe, vor allem 3-dimensionale Muster (Figuren, Bilder, Gesichter) zu erkennen. Die Wahrnehmung und die Konstruktion innerer Muster werden zunehmend 2-dimensional. Die verschiedenen Anteile des wahrgenommenen Bildes können aus der Erinnerung nicht vollständig zu einem Ganzen zusammengefügt und erkannt werden. Schon die Veränderung oder das Nichterkennen eines Details lässt das Ganze nicht mehr zu. Aus einer bekannten Person wird ein Fremder. Für die praktische Arbeit in der Therapie und der Pflege bedeutet dies, die Strukturen zur Wahrnehmung von Personen, Gegenständen oder Räumen weniger komplex, ausreichend hell und ohne Schattenbildungen und stärkere Farbkontraste zu gestalten. Großflächige und helle Farben (z. B. helles Gelb) sind hier günstig. Ein kontrastierender Streifen auf dem Fußboden kann dann nicht mehr von einer Stufe oder einem Graben unterschieden werden.

Schon die Veränderungen des Lichtverhältnisse (und der entsprechenden Schattenbindungen) im Tagesverlauf beeinflussen die Wahrnehmung und das Erkennung von Personen, Räumen und Situationen. Die Beobachtung der Zunahme von Verhaltensproblemen, des Wunsches am Nachmittag nach Hause zu wollen oder die Zunahme von Unruhe in dieser Zeit bis gegen Abend können zum Teil mit diesem, als „Sun Downing Phänomen“ bezeichneten Veränderungen erklärt werden. Hier setzt auch die Lichttherapie bei Demenz an.

Eine vorläufige Klassifikation dieser Störungen, die dem wahnhaften Symptomspektrum zugeordnet werden, zeigt Tabelle 8.

Bei den wahnhaften Strategien wird auch die Nähe zu den Abwehrmechanismen – der Verleugnung und Projektion – deutlich. In der Lebensgeschichte hat das überwiegend vermeidende Bindungsmuster möglicherweise schon früh diese Art der Bewältigung gebahnt.

4 Entdeckung und Aktivierung von Ressourcen in der täglichen Arbeit mit demenzkranken Personen

Dies bedeutet, einen konsequenten Blick auf die in einer Situation gegebenen Möglichkeiten und persönlichen Ziele zu richten. Voraussetzung ist ein Wechsel der Perspektive von der Defizitorientierung zur Kompetenzwahrnehmung. Die wenn auch begrenzte Möglichkeit, die eigene Wirksamkeit zu erleben, trägt zur Stabilisierung des inneren Gleichgewichts bei. Neue Ressourcen im Sinne von Bewältigungsmöglichkeiten, die aus der Quelle der persönlichen Lebensgeschichte, den angeborenen und erworbenen Fähigkeiten schöpfen, werden in einen neuen, durch die Krankheit bestimmten Rahmen gestellt.

Die Erkenntnisse aus der Bindungsforschung können helfen, die Veränderungen und Anpassungsprozesse in Beziehungen zu verstehen und die Bürde der Demenz für den Kranken, ebenso wie für den Pflegenden, zu erleichtern.

Alte Gewohnheiten wie z. B. frühes Aufstehen, spätes Zubettgehen, eine spezielle Reihenfolgen beim Waschen und Ankleiden, bestimmte Vorlieben beim Essen, Familienregeln und -traditionen (Kirchgang, Feiern von Festen, Gedenktage etc.) helfen bei der Strukturierung der Zeit und der Gestaltung des Tagesablaufs. Sie werden bei der Einschränkung der aktuellen Orientierung zu „Sicherheitsgurten“ und „Geländern“ für die jeweilige Lebenssituation. Die Möglichkeit, solche Gewohnheiten beizubehalten, trägt zur Reduzierung des Auftretens von Unruhe und Verwirrtheit bei und ist hilfreich bei Bewohnern mit gestörtem Tag-Nacht-Rhythmus. Die freie Entfaltung des Bewegungsdranges, das freie Laufen-Dürfen in einer sicheren Umgebung, trägt viel dazu bei, die Verhaltenssteuerung und Verhaltenskontrolle zu verbessern. Zudem ist körperliche Aktivität eine der besten Möglichkeiten, auch die verbliebenen kognitiven Fähigkeiten zu fördern.

4.1 Biographie ist mehr als ein Lebenslauf

Biographie meint Lebensbeschreibung, und verbindet objektives Erleben, die dokumentierten Ereignisse aus der Lebensgeschichte und durch Erzählungen erfahrenen Anteile, mit dem subjektiven Erleben und der subjektiven Verarbeitung der Lebensgeschichte. Es geht um

Bewertung, Verdrängung, Vergessen, Sichtweisen aus einer bestimmten Perspektive und neuer Einordnung.

Unter dem Aspekt der Bindung geht es in der Biographie um Erleben und Bewerten von Beziehungen zu Bindungspersonen unter dem Aspekt der Nähe oder des Schutzes.

Das individuelle Lebensschicksal wird immer nachhaltiger dem Einzelnen aufgebürdet. Eine Zunahme von Single-Haushalten im Alter, zunehmend weniger Kindern und das Zerreißen des Familienverbundes durch Mobilität, kennzeichnen die heutige Gesellschaft. Alte Menschen sind auf die Ressourcen, die ihnen aus ihrer Biographie verfügbar sind und die sie durch die biographische Konstruktion ihrer Lebensgeschichte mobilisieren können, angewiesen (Schweppe 1998). Für sie bedeutet Individualisierung zumeist eine verstärkte Abhängigkeit von den im Lebenslauf angesammelten Ressourcen. Oft sind diese jedoch in der aktuellen Situation nicht mehr passend oder ausreichend verfügbar.

Die Probleme und Konflikte in dieser Lebensphase, wie Entbindung von sozialen Rollen, Einsamkeit, Altersarmut und Reduzierung des sozialen Netzwerkes oder das Risiko der Pflegebedürftigkeit, sind zunehmend schwerer zu bewältigen und stellen neue Anforderungen an die aktive Gestaltung von Lebensentwürfen. Von alten Menschen wird zunehmend erwartet, dass sie ihren Lebensweg auch vor dem Hintergrund solcher Anforderungen durch eigenes Handeln eigenverantwortlich gestalten und die Qualität ihrer Umwelt selbst mitgestalten.

Die Frage im Alter heißt deshalb nicht mehr: Was habe ich zu erwarten? Worauf muss ich mich einstellen? Sondern: Wie gestalte ich meine Lebensbedingungen rechtzeitig und möglichst entsprechend meinen Vorstellungen?

Zentrales Element der Arbeit mit alten Menschen scheint der Begriff der Lebensbewältigung angesichts brüchiger, unsicher gewordener und sich wandelnder Lebensverhältnisse zu sein. Dies ist verbunden mit der Erfahrung einer länger gewordenen Lebensphase mit gewachsenen Ansprüchen an die Lebensqualität und die Gesundheit.

Elemente aus der Lebensgeschichte werden in verschiedenen Ansätzen der biographischen Arbeit mit Erfolg eingesetzt. Den Zugang zur Biographie zu öffnen und offen zu halten, wirkt sich gerade in der Arbeit mit demenzkranken Personen günstig aus. Unruhe und Erregung werden über verschiedene Funktionsmechanismen gemindert. Sicherheit aus der Biographie stärkt das Gefühl der Vertrautheit und Geborgenheit, wenn Gewohnheiten so bleiben können, „wie es immer war". Bedürfnisse und Wünsche werden schneller und häufiger verstanden, wenn die Biographie bekannt ist, auch dann, wenn die Informationsübermittlung von Seiten der Kranken durch Sprachstörungen, Störungen der Handlungsabläufe oder Gedächtnisstörungen erheblich beeinträchtigt ist. Kenntnisse über besondere Lebensereignisse mit hoher positiver emotionaler Bedeutung helfen in kritischen Situationen, Bewohner aus einer Situation der Konfrontation herauszuführen. Mit Reden über angenehme Erinnerungen können Gereiztheit, Ängstlichkeit oder Weinerlichkeit oft deutlich gemindert werden. Sind Gesprächsthemen mit Erinnerungen assoziiert, die mit negativen Emotionen belastet sind, und lösen diese Gereiztheit, Trauer oder Aggressivität aus, sollten sie ausgeklammert werden (Höft/Paulus 1996).

Die Biographie bietet sich als eine ergiebige Quelle für sinnvolle Beschäftigungsmöglichkeiten an, die zur Zufriedenheit der Bewohner und Pflegenden und einer Verbesserung der gesamten Atmosphäre beitragen.

4.2 Biographisches Arbeiten als Möglichkeit zur Stärkung von Bewältigungsstrategien

Die biographische Arbeit bietet eine einmalige Chance, konstruktive und Ich-stützende Bewältigungsmechanismen zu fördern.

Die Lebensgeschichte ist der Schlüssel zum Verständnis der Gegenwart. Etwas erinnern heißt, ständiges Umarbeiten der Vergangenheit und Herstellen von Verknüpfungen mit dem gegenwärtigen Kontext und den aktuellen Handlungsbedingungen. Der „rote Faden" der Lebensgeschichte ist an vielen Stellen unterbrochen, einige Abschnitte sind verloren gegangen, andere sind blockiert und nicht mehr zugänglich und wiederum andere sind in den Vordergrund getreten und dominieren den aktuellen Gefühlszustand. Wenn es gelingt, den „roten Faden" wieder aufzunehmen und in Teilen wieder zu verbinden, kann sich die an Demenz erkrankte Person sich wieder als identisch, zugehörig und im Kontext der Biographie als kompetent erleben. Die verbindenden Knoten des Fadens sind die Emotionen, die stets in der Gegenwart erlebt werden, die subjektiv immer richtig sind, nicht altern und zum großen Teil die Bewältigungsmechanismen mit steuern. Das innere Fenster ist die durch das Bindungsmuster geformte Blickrichtung zur Suche nach Anerkennung.

Es gibt verschiedene Ansätze und Zugänge der biographischen Arbeit, die sich in Methoden, Materialien und Arbeitsweisen unterscheiden (Übersicht bei Herriger, 2002). Allen gemeinsam sind jedoch folgende Ideen, die das Arbeiten in und mit der Lebensgeschichte zu einer wesentlichen Tür zum Menschen mit Demenz werden lassen können.

Stärkung der Identität

Der Kern der Biographiearbeit besteht in der Erhaltung und Stärkung der Identität. Die Identität eines Menschen umfasst alle Merkmale einer Person, ob angeboren oder erworben. Innerer Werte, Eigenschaften und Fähigkeiten oder Wissen gehören ebenso dazu, wie äußere Merkmale der Herkunft oder des Aussehens. Die Möglichkeit, sich dieser Merkmale bewusst zu werden, sich der Bausteine der Identität erinnern und mitteilen zu können, formt das Selbstbild.

Die Identität wird zusammen gehalten von der erinnerten, erzählbaren oder anders zum Ausdruck gebrachten Lebensgeschichte: „Ich bin die gleiche Person in ganz verschiedenen Situationen und zu verschiedenen Zeiten meines Lebens." Dadurch kann Kontinuität hergestellt werden, auch wenn Erinnerungslücken dies scheinbar unmöglich machen.

So wird es auch möglich, Kompetenzen aus der Lebensgeschichte neu zu erleben, z.B. in Gesprächen über Situationen und Ereignisse, in denen Belastungen ausgehalten und relative Lebenssouveränität auch unter schwierigen Bedingungen (Lagerhaft, Krieg, Gefangenschaft, Flucht, Vertreibung, Misshandlung u. a.) gewahrt werden konnte.

Die Tatsache, dies alles überwunden und überlebt zu haben, ist ein Hinweis auf eigene Stärken, der auch Hoffnung zur Bewältigung der gegenwärtigen Probleme geben kann.

Gewähren von Zugehörigkeit

Identität und soziale Zugehörigkeit gehören zusammen. Das Erinnern gelebter Beziehungen zu den ersten Bindungspersonen (Eltern, Großeltern, Geschwister, Kinder, Freunde), Erinnerungen und Gespräche über spätere bedeutsame Bezugspersonen (Partner, Freunde, Kollegen u. a.), verstärken die Bindungserinnerungen. In der Rückschau ist es auch wichtig, die Zugehörigkeit zu Gruppen, Vereinen,

Belegschaften u. a. und schließlich auch den kulturellen Zusammenhang herzustellen. Bindung und Zugehörigkeit verstärken sich gegenseitig. Gemeinsame Erfahrungen, gemeinsamer Status u. a. verbessern die Verständigung und bieten Themen. „Gleich und Gleich gesellt sich gern". Gemeinsame religiöse Bindungen und die Möglichkeit an früher religiöse Erfahrungen weiterhin oder wieder anknüpfen zu können, sind ein weiteres Element zu Stärkung der Zugehörigkeit.

Retrospektive Bearbeitung

Frühere Ereignisse können rückwirkend in neuer Weise verstanden werden. Zeitlicher Abstand, Lebenserfahrung und eine Veränderung im Beurteilen der wichtigen Dinge im Leben machen dies möglich.

Früher erlebte Belastungen können Impulse für die Gegenwart und Zukunft vermitteln. Dies gilt auch für die Erinnerung an schwierige Beziehungen. Durch Relativierung, Einbeziehung anderer Perspektiven der beteiligten Personen u. a. können auch gezielt sichere Bindungsanteile gestärkt und in der aktuellen Situation erlebt werden.

Zusammenfassend kann festgehalten werden: Bewältigungsstrategien umfassen neben dem erfolgreichen Umgang mit Belastungen auch alle Formen des Erlebens damit. Es gibt bei Demenz keine nur positiven oder nur negativen Bewältigungsstrategien, sie sind nicht mit den Kriterien von Erfolg oder Misserfolg zu bewerten. Die Strategien sind verwurzelt in der Lebensgeschichte und hängen ab von den Bewältigungserfahrungen und den jeweils verfügbaren und aktivierbaren Fähigkeiten. Diese sind vom Schweregrad der Demenz und den entsprechenden Veränderungen des Erlebens und Verhaltens abhängig. Dabei stehen die krankheitsbedingten Einschränkungen zunehmend im Vordergrund. Die Bewältigungsstrategien werden bestimmt durch die Anforderungen und Handlungsmöglichkeiten in der jeweiligen Situation und können daher starken Schwankungen unterliegen. Sie können sich von Tag zu Tag oder auch innerhalb eines Tages verändern. Die Steuerung durch Emotionen gewinnt gegenüber dem Verstand die Überhand. Sie dominieren in Situationen, in denen das Erleben von innerer Anspannung andere Steuerungsmöglichkeiten nahezu außer Kraft setzt. Bezugspersonen können eine konstruktive Bewältigungsstrategie mit Entspannungshilfen unterstützen.

Dabei hat das Erleben von Sicherheit durch den Einsatz von Bindungssignalen einen wesentlichen Anteil. Durch Beruhigung und

Entspannung wird innere Erregung reduziert und damit die Möglichkeiten der Selbststeuerung (Impulskontrolle) verbessert. Das Wahrnehmen und Erleben von Bindungssicherheit trägt wesentlich dazu bei.

4.3 Biographisch schützende und Risiko steigernde Einflüsse auf eine Demenzentwicklung

Im höheren Lebensalter, insbesondere im Falle einer Demenzerkrankung, finden sich zahlreiche Hinweise auf die in der Lebensgeschichte erworbenen Erlebens- und Verhaltenweisen, mit denen eine Person früher Belastungen bewältigt hat. Die folgenden Übersichten geben Hinweise auf schützende (protektive) und weniger hilfreiche Erfahrungen und Einflüsse auf die Bewältigungsstrategien, wenn die Person an einer Demenz erkrankt. Die Zusammenstellungen zeigen auch, dass immer wieder die Bindungssicherheit an diesen Faktoren beteiligt ist.

Mögliche schützende Faktoren der Krankheitsbewältigung sind:

- Ausbildung eines starken neuronalen Netzwerkes durch lebenslange psycho-soziale und körperliche Aktivität, Aufbau einer „Funktionsreserve",
- Fähigkeit, auf symbiotische Beziehungsmuster verzichten zu können,
- Zulassen können von Abhängigkeitswünschen,
- Akzeptanz des eigenen Lebensschicksals,
- konstruktiver Umgang mit depressiven Stimmungen,
- Vertrauen in sich und die Sinnhaftigkeit seiner Erfahrungen (Kohärenzgefühl),
- positive Bindungserfahrungen (hoher Anteil eines sicheren Bindungsmusters),
- Fähigkeit, sich anderen Menschen positiv und kommunikativ zuwenden und helfen zu können,
- Akzeptanz von Defiziten über aktive Auseinandersetzung,
- strukturelle Sicherheit durch Übersichtlichkeit, sich wiederholende Verhaltensweisen, Routinen oder Rituale,
- Bewusstsein, dass bestimmte zentrale und wertvolle Elemente der Lebenserfahrung stabil und überdauernd sind (Permanenzgefühl),

- ein Bild von sich selbst als zuverlässig, kompetent und anerkannt,
- Entwicklung von Copingressourcen (z. B. Umgang mit Stress, Erlangung und Fähigkeit zur Annahme von Unterstützung).

Eine mögliche Schwächung der Krankheitsbewältigung erfolgt durch:

- Überforderung und Delegation von Verantwortung an andere Personen (oft schon Jahre vor Ausbruch der Erkrankung),
- Versorgung und Zuwendung durch das Betonen von Hilflosigkeit bekommen – Regressionsspirale,
- Konfliktvermeidung,
- Bedürfnis nach symbiotischen Beziehungen (unsicher-verstricktes Bindungsmuster) – Abhängigkeit,
- Einfluss dominanter Bezugspersonen durch:
- Bloßstellung und Kritik,
- Eingriffe in die Selbstbestimmung,
- Ausschluss von wichtigen Informationen,
- Isolierung von sozialen Kontakten,
- Einschränkung von Wahl- und Kontrollmöglichkeiten.

4.4 Bindungssicherheit und Symbole im Pflegealltag

Jedem Menschen steht ein ganzes Repertoire von Signalen zur Verfügung, um Bindungssicherheit zu erhalten und zu festigen. Ziel ist es, einen Zustand der Beruhigung und Zufriedenheit zu erreichen. Die Bindungssignale von Personen mit Demenz können, wenn sie richtig erkannt und gedeutet werden, zum Abbau von problematischen Verhaltensweisen beitragen. Andernfalls kann sich das bindungssuchende Verhalten noch verstärken und Unruhe, Angst und Verwirrtheit können noch zunehmen. Um nicht in den aus der Verhaltenstherapie bekannten Teufelskreis (Aufmerksamkeit für bestimmtes Verhalten und dadurch Verstärkung dieses Verhaltens) zu geraten, sollten Umgang und Milieu so gestaltet sein, dass von vornherein möglichst wenig bindungssuchendes Verhalten, ausgelöst durch Angst und Unsicherheit, nötig ist. Die Signale im Dienste der jeweiligen Bindung zu verstehen ist wichtig, um Verhaltensweisen, die aus der Außensicht als auffällig beschrieben werden, als notwendige Strategie des Kranken zu begreifen. Dabei sind die Signale oft widersprüchlich und können besser auf der Grundlage des jeweils dominierenden Bindungsanteils verstanden werden. Während für die unsicher-verstrickt gebundenen Personen eher ein anklammerndes Verhalten typisch ist, reagieren unsicher-vermeidend gebundene Personen sensibel auf Grenzüberschreitung und unerwünschte Nähe mit Zurückweisung, die gelegentlich auch aggressiv gefärbt sein kann.

Folgende Verhaltenweisen können unter diesen Bedingungen bei Personen mit einer Demenz als bindungssuchendes Verhalten verstanden werden, und sind je nach überwiegendem Bindungsanteil, einheitlich oder widersprüchlich:

- Wenn noch möglich – ständiges Telefonieren, schon in den frühen Morgenstunden.
- Hilfe suchen durch hinterherlaufen von Angehörigen oder Pflegepersonen.
- Ständiges Rufen von Namen (meist Vornamen oder „Schwester").
- Häufiges Wiederholen von Fragen (meist Zeitfragen: „wann kommt ...?" u. a.).
- Sich abgrenzen müssen durch Ablehnung und Zurückweisung.
- Helfen wollen.
- Sammeln, horten oder verstecken von Besitz (Essensreste, Geschirr, Papier, fremde Sachen u. a.) – besitzen können ist identitätsstärkend.
- Überzeugung, verlassen worden zu sein.
- Umdeuten von Alltagssituationen mit Erleben von Unsicherheit und Bedrohung.

Das Erlebnis mit Frau W. auf dem Flur eines Altenheims in der folgenden Fallgeschichte gibt ein Beispiel für bindungssuchendes Verhalten. Es werden sichere Bindungsanteile bei den Eltern gesucht. Typisch ist das Rufen nach den Eltern, Fragen nach den Eltern oder wie jemand nach Hause kommt. Aber auch Klagen und Jammern gehören zu dem Repertoire an Signalen. Diese können nicht auf der Verstandesebene beantwortet werden. Die unsicheren Bindungsanteile können nur auf der Ebene der momentanen gefühlsmäßigen Bedeutung aufgelöst werden. Dabei haben sich Elemente des Umgangs aus dem Konzept der Validation bewährt. Aber nicht die Technik, sondern die Bereitschaft, sich als Person zur Verfügung zu stellen ist entscheidend. Sonst würden die Signale unbeachtet bleiben, müssten intensiviert werden und könnten schließlich außer Kontrolle geraten.

Fallgeschichte Frau W., 82 Jahre: „Ich habe meine Eltern verloren."

Auf einer Pflegestation kommt eine ca. 80-jährige Frau weinend auf mich zu. „Ich habe meine Eltern verloren, ich kann sie nirgendwo finden." Sie ist nicht zu beruhigen und läuft ängstlich und verzweifelt weinend den Flur auf und ab.

Ich biete ihr meine Hand an, die sie sofort ergreift und festhält. Sie wird langsam etwas ruhiger, ist aber nach wie vor verzweifelt darüber, die Eltern verloren zu haben. Meine Intervention: „Dann sind Sie ja ein ganz armes Waisenkind." Daraufhin ändern sich der Gesichtausdruck und die Haltung schlagartig. Sie sagt: „ja, ja" und lächelt dabei. Sie bedankt sich mehrmals und geht beruhigt in den Aufenthaltsraum.

Neben der Anerkennung des Gefühls der Verlassenheit und der Verzweiflung wird hier der direkte Bezug zum bindungssuchenden Verhalten deutlich. Aber nicht nur die Bestätigung des Gefühls der Angst und Verzweiflung, sondern auch die Anerkennung der Notlage bewirkt das Gefühl, ernst genommen zu werden. Die Suche nach den Eltern, als den primären Bindungspersonen, ist ein sehr häufiges Thema bei aktiviertem Bindungsverhalten.

Die hilfreichste Reaktion ist hier das Angebot von Bindung, und nicht das Aufdrängen von Nähe oder gar darüber zu argumentieren, ob die Eltern tatsächlich noch leben. Wenn das Angebot angenommen werden kann, entsteht unmittelbar das Gefühl der Sicherheit und führt zur Beruhigung. Erst dann können andere Ressourcen wieder nutzbar gemacht werden. Das Erregungsniveau steuert das Ausmaß des Bindungsverhaltens. Je höher der Erregungspegel, desto problematischer ist die Selbststeuerung, die Impulskontrolle und die Beruhigung.

Die Kommunikation des Bindungsverhaltens erfolgt über die Sinneskanäle. Alle Sinnesqualitäten sind daran beteiligt. Im Alltag, in der Pflege oder auch der Therapie werden diese Zugänge bewusst oder intuitiv benutzt. Im folgenden Abschnitt werden sie daher als Grundlage der Erhaltung und Förderung von Ressourcen unter Bindungsaspekten ausführlich dargestellt.

Der elementarste Zugang zu einer Person erfolgt unmittelbar über seine Möglichkeiten der sinnlichen Wahrnehmung – die fünf Sinne sind die Tore zur Umwelt (Stuhlmann 1998). Diese Pforten der Wahrnehmung sind das Sehen, das Hören, das Riechen, der Hautkontakt und das Schmecken. Alle Erfahrungen aus der Umwelt (Sinnesreize) müssen durch diese Tore transportiert werden. Nur was hier eintritt, kann empfunden, weiterverarbeitet und in den Speichern der Erinnerung abgelegt werden. Umgekehrt können über die Sinne auch diese Erinnerungen wieder belebt werden. Auch die Steuerung innerer Prozesse – der Verarbeitung des Erlebens und des Verhaltens – ist daran gebunden. Gespeicherte Erfahrungen können durch Gedanken, Vorstellungen und innere Bilder, also von innen heraus, aktiviert werden. Auch beim Denken ist die Vorstellung oft an bestimmte Situationen (auslösende Signale) gebunden und damit von Erfahrungen im Laufe des Lebens abhängig. Um Gedanken zu ordnen und mitteilen zu können, ist zudem die Sprache erforderlich.

Die Sinnestore haben aber auch eine Schutzfunktion, um eine Überreizung bzw. Überstimulation zu verhindern. Bei einer Reizüberflutung entsteht ein Chaos, die Funktion wird entweder abgeschaltet oder führt zu Störungen. Die Aufnahme, Verarbeitung, Speicherung und der Abruf von Informationen werden gestört. Insbesondere bei Personen mit Demenz kann die danach ablaufende Verarbeitung und Speicherung der Informationen nicht besser werden, wenn die Reizaufnahme bereits beeinträchtigt ist.

Für die Arbeit mit demenzkranken Personen sind wir ganz besonders darauf angewiesen, die noch gut arbeitenden Sinneskanäle zu nutzen. Oft können teilweise Einschränkungen in einem Sinnesbereich über das Ansprechen andere Sinnesqualitäten ausgeglichen werden. Einige Sinneszugänge benötigen nicht den Umweg über die Hirnrinde, die bei der Demenzerkrankung in entscheidenden Abschnitten zunehmend zerstört wird. Das elementare Empfinden, im positiven wie im negativen Sinn, wird unmittelbar erlebt. Die Erinnerungen sind mit positiven oder negativen Gefühlen, die sich mit den ursprünglichen Erfahrungen (Sinneseindrücken) zusammen einprägten, verbunden. Die Art der Reaktion kann verschieden sein und über die Empfindungen kann unterschiedlich berichtet werden.

Besonders in den mittleren und fortgeschrittenen Stadien der Demenzerkrankung können die verbalen Fähigkeiten oder die Erinnerung an Worte zunehmend verloren gehen. Dann ist die Beobachtung und Beschreibung von nicht verbalen Reaktionen besonders wichtig. Häufig werden die Möglichkeiten von Erinnerungen, die über Worte wachgerufen werden können überbewertet, während die Chancen, die in der Aktivierung von Erfahrungen über andere Zugänge bestehen, vernachlässigt werden.

Umgekehrt bietet aber auch das Ansprechen von verschiedenen Sinnesqualitäten eine Möglichkeit, wieder Zugang zu Erfahrungen zu bekommen, die im Laufe der Lebensgeschichte mit diesen Empfindungen verknüpft waren. In jedem wachgerufenen Sinneseindruck und in jedem wiederbelebten Gefühl steckt ein Stück Identität und Kontinuität der Person.

Fallgeschichte Frau S., 78 Jahre alt: „Die Verjüngung"

Frau S. leidet wegen ihrer fortgeschrittenen Alzheimerschen Erkrankung unter schwersten Gedächtnisstörungen. Sie kann weder den eigenen Namen nennen, noch die nächsten Angehörigen wieder erkennen. Als sie in einem Album ein Bild von sich als junges Mädchen sieht, ruft sie plötzlich aufgeregt und glücklich: „Das bin ja ich." Sie hat ein Stück von sich selbst wieder gefunden, das ihr in der Gegenwart nicht mehr zur Verfügung steht. Gleichzeitig werden aber auch die alten positiven Gefühle aus jener Zeit wachgerufen. Vergangenheit und Gegenwart verschmelzen, der Zeitbegriff des Kalenders ist aufgehoben – Frau S. lebt mit den Erinnerungen von früher als wäre die Zeit von damals stehen geblieben.

Oft werden dann Personen der Gegenwart zu wichtigen Personen aus der Vergangenheit. Die Tochter wird als Ehefrau angesehen, sie entspricht dem inneren Bild der Ehefrau aus früheren Jahren. Die Eltern werden gerufen und gesucht, sie werden vermisst und mit ihnen die Geborgenheit, die sie früher vermittelten.

Wenn wir diese Erkenntnisse in die tägliche Beschäftigung mit dem Kranken einbringen wollen, ist es notwendig, gezielt nach Erinnerungsspuren zu suchen und herauszufinden, mit welchen Sinnenseindrücken und Gefühlsanregungen sie zu aktivieren sind. Da die vielfältigen Erfahrungen im Laufe des Lebens bei jedem Menschen mit unterschiedlichen Erinnerungen und Gefühlen verbunden sind, ist es sinnvoll, mit mehreren Sinneszugängen gleichzeitig zu arbeiten. Das folgende Kapitel stellt den Zugang über die fünf Sinne im Einzelnen ausführlich unter diesen Aspekten dar. Darüber hinaus wird auch die Nähe zum Konzept der basalen Stimulation deutlich.

Aus den Augen – aus dem Sinn. Der Blickkontakt

Nach dem Hautkontakt werden über die Augen die ersten existentiell bindungsrelevanten Signale zwischen Kind und Bezugsperson ausgetauscht. Die Aufnahme von Blickkontakt und das Lächeln des Kindes beim Anblick des Augenpaares der Mutter, ist ein Vorgang, der ein angeborenes Muster der Prägung auslöst. Dabei werden Verhaltensweisen ausgebildet und gefestigt, wenn folgende Voraussetzungen gegeben sind: Es muss ein spezifisches Signal angeboten werden (z. B. ein Augenpaar von frontal in richtiger Entfernung) und dieser Vorgang muss in einer dafür sensiblen Phase erfolgen. Prägung ist damit nicht identisch mit Lernen. Sie ist bereits wirksam, bevor überhaupt reflektierend gelernt und begriffen werden kann, um das individuelle Überleben in der Phase der unbedingten Abhängigkeit zu sichern.

Kommt das Augensignal in der sensiblen Phase von einer einfühlsamen Person, wird unmittelbar die gegenseitige Bindung verstärkt, die für beide Seiten den Vorgang der Pflege als angenehm und beglückend erleben lässt. Versorgen und Versorgt-werden ist im Bindungssystem sehr früh angelegt und wirkt in seiner Wechselseitigkeit bindungsstärkend.

Fallgeschichte Herr F., 76 Jahre: „Meine Frau hat mich verlassen."

Herr F. wird von seiner Ehefrau zu Hause versorgt. Er läuft ihr ständig hinterher. Wenn sie allein in den Keller geht, gerät Herr F. nach wenigen Minuten in Panik und nimmt an, seine Frau sei verschwunden. Bei einer Begebenheit steht Herr F. nach weniger als fünf Minuten auf dem Balkon und ruft nach der Polizei, die seine Frau suchen solle.

Sie kann keine Tür hinter sich schließen wo sie ihr Mann nicht mehr sehen kann. Es ist eine ständige Rückversicherung der Nähe mit Blickkontakt erforderlich. Sie lässt daher alle Türen offen oder ruft immer wieder, wenn sie sich nicht im Blickfeld ihres Mannes bewegt. Sie hat herausgefunden, dass es hilfreich ist, in diesen Situationen zu singen. In der Nacht muss das Licht anbleiben.

Die richtige Entfernung ist bei der Herstellung von Blickkontakt, speziell bei Personen mit Demenz, von großer Bedeutung. Ähnlich wie in der frühesten Lebensphase, ist der Fokus des schärfsten Sehens auf eine Entfernung von ca. 40 cm eingestellt. Dies scheint die optimale Entfernung für den personenbezogenen Blickkontakt zu sein, der zudem auf gleicher Höhe stattfinden sollte. Der umgangssprachliche Begriff „auf Augenhöhe" drückt hier den gegenseitigen Respekt aus.

Die Beachtung des Blickkontaktes ist als Aspekt der Selbstsicherheit auch ein Kriterium zur Beobachtung und Beschreibung von selbstsicherem Verhalten. Dabei ist der Blickkontakt in beide Richtungen wirksam: Es wird deutlich, dass jemand ein Anliegen hat, und dass der andere dies wahrnimmt.

Durch die Wahrnehmung der Augen, wird die Person als Ganzes erkannt. In diese Wahrnehmung werden andere Signale integriert, die von der Bezugsperson ausgehen und unverwechselbar mit dieser Person verknüpft sind. Das erklärt auch, warum es besonders problematisch ist, Personen mit schwerer Sehbehinderung in ein sicheres Bindungskonzept zu integrieren.

Die Mimik oder der Gesichtsausdruck ist ein weiteres Signalsystem, das Nähe und Distanz, Angst und Glück, Interesse oder Gleichgültigkeit ausdrücken und beeinflussen kann. Neben einer bösen Mine kann man auch ein offenes und herzliches Gesicht zeigen. Für Personen mit Demenz wird es jedoch zunehmend schwieriger, das differenzierte Minenspiel zu erfassen, zu deuten und darüber Rückmeldung zu geben.

Über die Augen werden auch Bindungssignale über räumliche Entfernungen vermittelt. Dies ist umso wichtiger, als unmittelbare Nähe und Kontakt über die meiste Zeit des Tages nicht möglich sind.

Eine Person über eine Entfernung im Blick zu behalten und selbst gesehen werden zu können, dient der Sicherung der Bindung über eine größere Distanz, sie wird durch Gesten der Bindung verstärkt. Dies geschieht durch Gesten der Ermutigung, des Erkennens, der Rückversicherung, des Annäherns und des Sichentfernens. Die bindungsstärkenden Gesten können sein: Winken, Handzeichen, Handflächen zeigen, Kusshand zuwerfen, Kopfnicken, Kopfschütteln, Körperdrehungen u. a.

Bei Abschiedsritualen am Bahnsteig kann Bindungsverhalten in Trennungssituationen beobachtet werden. Sie zeigen wie versucht wird, den Moment der endgültigen Trennung noch für einige Momente hinauszuschieben. Auch in anderen Abschieds- und Trennungssituationen können ähnliche Verhaltensweisen beobachtet werden.

Die Trennungsrituale durch Gesten helfen, den Trennungsschmerz zu bewältigen und symbolisieren die gegenseitige Nähe, auch über eine größere Distanz. Daher ist das Winken (mit der Hand, mit einem Tuch, mit einer Flagge) nicht nur im Alltag, sondern auch im Umgang mit Demenzkranken ein wichtiges, oft nicht genutztes System der Bindungsstärkung.

Auch anscheinend neutrale optische Signale können Bindungsqualität bekommen. Über Bilder oder vertraute Gegenstände kann Zugehörigkeit und Vertrautheit signalisiert sowie ein Hinweis zur Orientierung gegeben werden.

Fallbeispiel Herr M., 77 Jahre: „Liebe zu Pferden“

Es herrscht große Aufregung im Altenheim. Der neue, Herr M., geht in die Zimmer der Frauen und legt sich dort einfach in ein fremdes Bett. Manchmal geht er auch in der Nacht in andere Zimmer und verbreitet Angst und Schrecken. In einer Fallbesprechung wird aus der Biographie berichtet, dass Herr M. ein großer Pferdeliebhaber gewesen sei. Es wird nun zunächst ein großes Pferdeposter an die Zimmertür geheftet. In der Folgezeit findet Herr M. immer sein Zimmer. Ein weiteres Pferdeposter über seinem Bett führt dazu, dass er sein Bett immer wieder auf Anhieb findet.

Es ist von großer praktischer Bedeutung bei der Aktivierung über alle Sinne, dass alle Reize intensiv genug sind, um entsprechend wahrgenommen werden zu können – ohne jedoch zu einer Überreizung zu führen. Schon allein eine gute Beleuchtung kann die Sehfähigkeit und damit die geistige Aufnahmebereitschaft für optische Reize und die allgemeine Wachheit steigern. In vielen Einrichtungen finden sich lange dunkle Gänge und unzureichend beleuchtete Aufenthalträume. Hier an Beleuchtung zu sparen wäre ebenso falsch, als würde man im Winter die Heizung abdrehen.

Der Klang deiner Stimme wirkt so beruhigend

Neben dem was gesagt wird, kommt es noch mehr darauf an, wie etwas gesagt wird. „Der Ton macht die Musik.“ Gerade Personen mit einem unsicheren Bindungsmuster, achten auf die Art der Sprache und die Betonung, um so auch über die Sprache, besonders den Tonfall, eine drohende Gefahr rechtzeitig wahrnehmen zu können.

In der praktischen Arbeit können vielfältige akustische Signale und Hilfen eingesetzt werden. Neben der Musik in allen Variationen ist die Stimme (rufen, singen und das Aufsagen von Gedichten) gut geeignet, Reize zu setzen. Durch Anbieten und Produzieren von Geräuschen und das Erkennen von Tierstimmen erhält der Demenzkranke die Möglichkeit, sich rhythmisch zu betätigen. Das Erzeugen von Tönen, Klängen oder Rhythmen verstärkt bei Personen mit Demenz das

Erleben der eigenen Wirksamkeit, in einer Form, die positive Erfahrungen, allein oder in der Gemeinschaft, ermöglicht.

Die Bedeutung von Gesprächen, Erzählen, Vorlesen oder kommentieren wird häufig unterschätzt. Alle Handlungen sollen kommentiert oder erklärt werden. Bei der Pflege sollte gesprochen oder gesungen werden – es sollte kein wortloses oder stummes Hantieren sein. Gespräch bedeutet Kontakt herstellen, Ernstnehmen, Zuhören, Zuneigung ausdrücken und die andere Person wahrnehmen, auch bei verwirrten Inhalten.

Bei Hörstörungen ist besonders die ganzheitliche Wahrnehmung zu fördern. Der Anblick von Gestik, Mimik und den Bewegungen der Lippen, fördern das Verstehen und das verstanden werden. Wenn zuerst der Blickkontakt hergestellt wird, ist die Voraussetzung dazu gegeben. Ein besonderes Problem ist der Umgang mit Hörgeräten. Nach allgemeiner Erfahrung werden nahezu die Hälfte der Hörgeräte nicht richtig eingesetzt. Sie bleiben in der Schublade, die teuren Batterien sind häufig leer, die Einstellung der Lautstärke und des Frequenzspektrums ist schwierig und schließlich gehen Hörgeräte oft verloren. Sie werden aus dem Ohr genommen, in Servietten eingewickelt und dann mit dem Abfall, der Bettwäsche u. a. entsorgt.

Ein unmittelbarer emotionaler Zugang erfolgt über die Musik. Die Melodie löst die Erinnerung des Textes aus, es kommen Texte zum Vorschein, die längst verloren geglaubt waren. Musik wirkt aber nur dann beruhigend oder ablenkend, wenn sie eine positive Verankerung in der Lebensgeschichte hat. Die positive Wirkung von Musik in der Arbeit mit demenzkranken Personen ist inzwischen unbestritten. Zahlreiche Berichte und Untersuchungen weisen auf die positiven Effekte von Musik hin. Die bindungsstärkende Wirkung von Musik erfolgt auf verschiedenen Ebenen und Zugangswegen.

Die wesentlichen Eigenschaften von Musik bei der Unterstützung demenzkranker Personen sind in Tabelle 9 dargestellt.

Hautkontakt – die Haut als das größte Sinnesorgan

Die Haut eines Erwachsenen macht ausgebreitet eine Fläche von 1,7 m^3 aus. Sie ist die Grenze des Körpers zur Umwelt und hat damit die doppelte Bedeutung von Schutz und Abgrenzung. Grenzüberschreitungen durch nicht gewollte Berührungen, schmerzhafte Handlungen in der Pflege oder das Erfahren müssen von körperlicher Gewalt, greift damit tiefer in die Identität ein, als zunächst erkennbar. Bei

Tabelle 9: Wirkungen von Musik bei Personen mit Demenz

Eigenschaft	**Bedeutung für Personen mit Demenz**
Musik spricht Emotionen an und löst Emotionen aus.	Anknüpfen, Erhalten und Reaktivieren emotionaler Fähigkeiten.
Musik ist ordnend und strukturierend.	Synchronisation von Handlungen, Koordinieren von Reizen, Aktivierung alter Muster der Bewegung, der Wahrnehmung und der Bedeutung.
Musik löst Erinnerungen aus.	Verbindungen zum Altgedächtnis werden aufgebaut und Verknüpfungen mit entsprechenden Erinnerungen gefördert. Lieder und Musik wirken identitätsstärkend. Melodien können Liedertexte ins Gedächtnis rufen, die sonst nicht erinnert werden könnten.
Musik regt die Kreativität an	Dabei sollte an vertraute, generationsspezifische Formen der Musik angeknüpft werden.
Musik stärkt das Gemeinschaftserleben, die Zugehörigkeit und fördert die Interaktion.	Erleben von Zugehörigkeit und von „Verstehen" wegen ähnlicher Musikvorlieben oder gemeinsam bekannten Liedern. Auch hier sind die generationsspezifischen Formen zu beachten.
Musik regt zu Bewegung an.	Unterstützung der Erinnerung und Emotionalität mit biographisch relevanter Tanzmusik, Aktivierung von Bewegungen im Takt und Ermöglichung von Körperkontakt. Mit Hilfe von Musik kann die Regulation von Nähe und Distanz besser gelingen.

Personen mit unsicher-desorganisiertem Bindungsmuster werden alte Erfahrungen der Grenzüberschreitungen aktualisiert. Im früheren Erleben war körperliche Nähe oft verbunden mit Misshandlungen oder Missbrauch. Die Schwelle zur Trauma-Reaktivierung ist hier besonders niedrig. Schon erste Reaktionen auf körperliche Nähe und Berührungen müssen aufmerksam wahrgenommen und Signale des Unwohlseins einfühlsam beantwortet werden. Untersuchungen haben gezeigt, dass Überschreitungen der körperlichen Ich-Grenzen ein Risikofaktor zur Auslösung von akuten Verwirrtheitszuständen sein können. Solche Überschreitungen können neben schmerzhaften oder invasiven Eingriffen (z. B. das Katheterisieren), auch die unvermittelten und nicht akzeptierten körperlichen intimen Berührung bei der Pflege sein.

Wenn Hautkontakt bei der Pflege erforderlich ist, kann er genutzt werden, um das Körpergefühl intensiver zu stimulieren. Pflegekontakte können für kurze Massagen, Abreiben, Rubbeln, Einreiben oder Eincremen genutzt werden, ohne dass dafür zusätzliche Zeit erforderlich ist. Entscheidend ist das Wissen um die positiven Wirkungen und die Haltung, eingefahrene Routinen zu verändern. Diese (Haut-) Kontakte als „Verwöhnung“ angeboten, haben zusätzlich bindungsstärkende Wirkungen.

Entspannung durch Händedruck: Hierbei wird das Prinzip der progressiven Muskelentspannung, in umgekehrter Richtung durch sanfte Induktion von Anspannung und Nachlassen der Anspannung, eingesetzt. Diese „umgekehrte“ Muskelentspannung kann benutzt werden, um bei Personen, die dazu nicht mehr selbständig in der Lage sind, aktiv Entspannungsübungen durchzuführen. Man beginnt mit einem sanften Händedruck, behutsam, aber deutlich wahrnehmbar. Das Nachlassen der Spannung wird begleitet von Signalen der Beruhigung durch Blickkontakt und Äußerungen wie: „Es ist alles in Ordnung.“ Dies wird verbunden mit einer beruhigenden Stimme und mit sanftem Streichen des Handrückens.

Die umgebende Situation sollte dabei ebenfalls zur Beruhigung beitragen. Es ist erstaunlich, wie oft die Kombination von Nähe und Entspannung mit gezielten Signalen zur raschen Beruhigung beiträgt.

„Diesen Geruch kenne ich doch von früher“

Signale, die über die Nase das Riechzentrum im Frontalhirn erreichen, nehmen zu einem großen Teil nicht den Umweg über die Hirnrinde, sondern werden sofort in das limbische System des Gehirnes geleitet. Dieses System ist für die Regulation der Gefühle führend zuständig.

Aus dem Alltag kennen wir die Bedeutung von guten und schlechten Gerüchen für die Regulation von Nähe und Distanz. Im übertragenen Sinne heißt es „jemanden nicht riechen können“ oder „der stinkt mir“. Die Bindungs- und damit Beziehungsregulation von Nähe und Distanz über den Geruch, ist tief in der menschlichen Psyche verwurzelt und kann als Ressource sehr wirksam genutzt werden. Auch das Erleben von Ekel ist eng an den Geruchsinn gekoppelt.

Fallbeispiel Frau B.: „Gerüche können sprechen.“

Frau B. leidet an einer fortgeschrittenen Demenz vom Alzheimertyp. Sie spricht kaum noch – gelegentlich hören sich die unverständlichen Worte wie schimpfen an. Im Schlaf spricht sie gelegentlich – ebenfalls unverständlich. Durch den Geruch von Zimtöl aus einem Riechfläschchen, änderte sich das Verhalten schlagartig: Frau B. öffnete die Augen und begann zu sprechen, soviel wie lange nicht mehr. Sie war wach und nahm vorübergehend wieder Blickkontakt auf.

In der Pflege ist die Arbeit mit Gerüchen ohne besonderen zusätzlichen Aufwand möglich. Schon bei der Auswahl von Pflegehilfsmitteln, können besonders gut riechende Seifen, Badezusätze oder Lotionen verwendet werden. Wer es von früher gewohnt ist, sollte auch im Alter und bei Pflegbedürftigkeit auf seine alten Duftwässer, Parfums oder Rasierwässer nicht verzichten. Viele der alten Produkte sind noch erhältlich oder jetzt wieder neu im Angebot. Da sich die Zahl der Nervenzellen im Geruchszentrum des Gehirns im Alter, sowie bei bestimmten Demenzformen vermindert, sollten die Gerüche intensiv genug sein, um die Geruchsschwelle zu überspringen.

Auf den wichtigen Zusammenhang von Geruch und Appetit wird im nächsten Abschnitt eingegangen.

Geschmack – „Das schmeckt wie bei Mutter"

Das Grundbedürfnis der Ernährung wird von Anfang an durch eine reflexhafte Verbindung von Mundkontakt, Saugreflex und Schlucken sichergestellt. Genährt werden ist ein primäres lebenserhaltendes Bedürfnis und ist daher mit dem Bindungssystem eng verknüpft. Die ersten sinnlichen Erfahrungen sind, neben dem Hautkontakt, das Gefühl der Beruhigung durch das Saugen und die Befriedigung des Hungers.

Diese physiologische Notwendigkeit erklärt aber noch nicht, wie, wann und warum gegessen und getrunken wird. Im Laufe des Lebens hat die Ernährung höchst unterschiedliche Bedeutung. Im hohen Alter kann das Essen – insbesondere seine Zubereitung – zu einer Last werden. Essen und Trinken dienen jedoch nicht nur der Ernährung, sie erfüllen auch wichtige soziale und psychische Funktionen. So tragen Mahlzeiten wesentlich zum Zusammengehörigkeitsgefühl bei, Essen ist ein bindungsstärkendes Ritual. Mit Essen verbinden sich Tradition und religiös geprägte Regeln. Das Essen und Trinken entwickelt sich mehr und mehr, über seinen Ernährungswert hinaus, zu einem vielseitigen Kulturgut und zu einem Ausdruck von Erlebnis- und Lebensqualität. In vielen Familien läuft ein großer Teil der Kommunikation über das Essen. „Komm, iss erst mal was." Oft geht essen vor reden.

Bindungsstörungen und die Entwicklung von Essstörungen werden immer häufiger in einem Zusammenhang gesehen. Oft werden frühere Erfahrungen des Essens als Machtkampf wiederbelebt. „Erst wenn Du aufgegessen hast, darfst Du …"

Selbstverständliche und biografisch tief verwurzelte Verhaltensweisen des Essens und Trinkens, können im Verlauf der Demenz problematisch werden. Durch die Reduzierung von Funktionen der Hirnrinde bei einer Demenz, werden ältere neuropsychologische Regulationen und Systeme der Lebenserhaltung wieder zum Vorschein gebracht. Dies wird bei Personen mit fortgeschrittener Demenz in der Tendenz zum Mund sichtbar; Erfahrungen werden über den Mund als „Tastorgan" vermittelt. Dies ist ein weitgehend reflexhaftes Verhalten, das in der Pflege genutzt werden kann. Damit wird zugleich das Bindungssystem beruhigt und auffälliges, bindungssuchendes Verhalten reduziert. Allerdings kann die Tendenz zum Mund auch negative Folgen haben, indem Ungenießbares in den Mund gesteckt wird, wie etwa Seife oder Blumen.

Sanfte Stimulation der Oberlippe oder anderer Mundpartien durch sanftes Streichen und das Anbieten von Saugmöglichkeiten sind hilfreiche pflegerische Maßnahmen. In einigen Fällen (z.B. wenn der sinnvolle Gebrauch von Messer und Gabel nicht mehr möglich ist), kann eine Nahrungszubereitung, die es zulässt, das Essen einfach in den Mund zu stecken, ohne dass Besteck benutzt werden muss, ratsam sein.

Einen wertvollen Ansatz, die Besonderheiten der Ernährung bei Personen mit Demenz zu berücksichtigen, bietet Fingerfood. Es bedeutet, Essen mit den Fingern oder „Essen von der Hand in den Mund". Aber auch das Essen im Stehen, Essen im Vorübergehen und Essen nach Bedarf und Verlangen, unabhängig von festgelegten Essenszeiten gehören zu diesem Ansatz. Das Angebot von Fingerfood ist ein in den letzten Jahren zunehmend häufiger eingesetztes Konzept, das bei Personen mit Demenz die primäre Erfahrung, die Welt über den Mund zu begreifen, nutzt. Dies ist ein Ansatz, in dem neben der Sicherung der ausreichenden Ernährung, auch die besonderen Bedingungen der Nahrungsaufnahme bei Demenzkranken berücksichtigt.

Der Bericht von Lucic (2001) aus einem Wohn- und Pflegezentrum in der Schweiz ist beispielhaft. Es wird über ein Projekt berichtet, dass sich mit den Bedürfnissen und dem Essverhaltens, sowie der Problematik der Nahrungsaufnahme bei Personen mit Demenz beschäftigt. Das Projekt Fingerfood entstand in Zusammenarbeit des Küchen- und Pflegeteams mit der Heimleitung. Unterstützt durch eine entsprechende Weiterbildung für alle Mitarbeiter/innen, wurde es in den Pflegealltag eingeführt. Täglich wurden von dem motivierten Team Essenskreationen angeboten, die Begeisterung, Appetit und Bewunderung bei Bewohnern und Pflegepersonal auslösten. Essen und Trinken wurde für die demenzkranken Personen wieder zu einem guten und wertvollen Teil des Heimalltags und erhöhte ihre Lebensqualität.

Mit der Einführung von Fingerfood wurde erreicht, dass Bewohnerinnen und Bewohner, die mit dem Besteck nicht mehr umgehen konnten, durch die angepasste Nahrungsform wieder selber essen und so den Weg in ihre Selbständigkeit, zumindest über eine gewissen Zeitraum, zurückfinden konnten. Die Demenzkranken erlebten das Essen neu und ihren jeweiligen Bedürfnissen angepasst. Die vorherige weitgehende Abhängigkeit durch das Essenanreichen durch die Pflegenden konnten ihnen erspart werden. Durch die Einführung von Fingerfood wurden Genuss, Neugier, Spannung und Interesse bei den Bewohnerinnen, Bewohnern und Pflegenden gleichermaßen neu aktiviert. Besonders interessant war die Beobachtung, wie die Bewohnerinnen und Bewohner beim Reichen des Essens, automatisch die Finger bewegten, um das Essen damit zu fassen.

Mit den Fingern essen zu dürfen, ermöglicht das Auffinden des eigenen Rhythmus, eigenen Tempos und ermöglicht Flexibilität im Zeitablauf. Das Risiko von Fehl- und Unterernährung wird vermindert. Mit dem selbständigen Essen und dem Erleben eigener Kompetenz ist auch eine Steigerung des Selbstwertgefühls verbunden. Unter dem Aspekt der Bindung werden hier frühe, mit fürsorglicher Versorgung und Genuss verbundene Erfahrungen, wieder belebt. Ein Fallbeispiel, zitiert nach Lucic (2001), kann den Einsatz von Fingerfood verdeutlichen.

Fallbeispiel Frau B., 94 Jahre alt: „Mit den Fingern essen"

Frau B. lebt seit zwei Jahren in einem Altenheim. Sie war immer und ist heute noch sehr kontaktfreudig und gesellig, liebt die Musik, Singen und das Tanzen. Sie nimmt regelmäßig und mit großer Begeisterung an den Tanznachmittagen teil. Neben der immer deutlicher werdenden Demenz mit schweren Gedächtnisstörungen, leidet sie an einer erheblichen Sehbehinderung. Sie hatte Schwierigkeiten im Umgang mit dem Besteck, suchte die Nahrung auf dem Teller oder landete mit ihrem Besteck auch im Teller der Tischnachbarin. Die selbständige Nahrungsaufnahme war somit ungenügend, es sei denn, sie wurde von Tischnachbarinnen und Pflegepersonal beim Essen unterstützt, d.h. das Essen wurde ihr angereicht. Frau B. zeigte die Tendenz, mit den Fingern zu essen, die Nahrung war aber dafür nicht zubereitet. Durch das Einführen von Fingerfood genießt Frau B. das Essen wieder, wird ihrem Appetit, Rhythmus, ihrer Selbständigkeit und anderen Ansprüchen gerecht. Bevor sie die leckereren Häppchen in den Mund schiebt, schnuppert sie daran. Sie ist in eine Essgruppe mit Mitbewohnerinnen am Tisch integriert und muss nicht isoliert werden. Frau B. äußert sich sehr glücklich und zufrieden und genießt ihre Selbständigkeit beim Essen.

Der Versuch, aus der Lebensgeschichte etwas über Lieblingsgerichte, Lieblingsgetränke oder Leckereien zu erfahren, kann manchmal sehr hilfreich sein. Oft ändern sich aber die Vorlieben für Speisen und Getränke. Der Grund ist eine Änderung der Empfindlichkeit der Geschmackrezeptoren für die Grundqualitäten des Geschmacks – sauer – süß – bitter – salzig. Diese Qualitäten verschieben sich im Verhältnis zu einander. Jede dieser Geschmacksqualitäten wird durch ein eigenes Rezeptorensystem aufgenommen, die Reizschwelle jeder Rezeptorenart kann sich unterschiedlich verändern. Durch Veränderung einer Geschmacksqualität, verändert sich der gesamte Geschmack. Ein früheres Lieblingsgericht, das nun völlig anders schmeckt, wird nicht mehr wiedererkannt und abgelehnt. Früher leckere Speisen schmecken „wie Pappe". Intensiveres Würzen mit Salz, Kräutern oder Gewürzen kann hier ausprobiert werden.

Der Geruch steuert das Essverhalten und das Bedürfnis, etwas zu Essen über den Appetit. Die Art der Zubereitung, die optische und räumliche Anordnung der Nahrung und der Geruch sind hier bestimmend. In einer englischen Studie wurde beobachtet, dass die Hälfte aller Bewohner eines Altenheims wieder selbständig essen konnte, nachdem der Nahrung intensivere Duftstoffe zugesetzt wurden.

Auf die Bedeutung der Mundpflege weist Berghoff (1998) hin und führt aus, dass die Mundgegend und die Zunge mit sehr vielen Rezeptoren ausgestattet sind. Durch eine ausgiebige Mundpflege können diese intensiv stimuliert und angeregt werden.

Der Zugang über die Sinneskanäle wird in seiner Gesamtheit auch als basale Stimulation bezeichnet und in Ansätzen wie den Snoezelen (siehe dort), in Ort, Zeit und Erleben zusammengeführt. Diese Ansätze über die grundlegende Erfahrung von Sinneseindrücken sind ganzheitliche Zugangswege zum Demenzkranken. Es sind nicht nur pflegerische Handlungen, sondern Konzepte, in denen Beziehungen gepflegt und Bindungssicherheiten gestärkt werden. Grundlegende Elemente sind die Erfahrungen von Nähe ohne Risiko, von unbedingtem genährt werden, von angenehmen sinnlichen Erfahrungen des Körpers, die durch liebevolle Zuwendung belebt werden können.

Eine Sinnesqualität, die verschiedene Sinneseindrücke miteinander verbindet und koordiniert, ist der Bewegungssinn. Die Simulation des Bewegungsempfindens ist gebunden an auslösende Reize. So löst das Schaukeln und Wiegen ein angenehm beruhigendes Gefühl aus. Es ist gebunden an Köperkontakt oder auslösende Reize, wie Musik, sprachliche Aufforderungen oder induzierte Bewegungen.

Der Berührungssinn löst unmittelbare Empfindungen aus und funktioniert auch bei Personen, deren Bewusstseinsklarheit herabgesetzt ist.

Zuordnen von Körperteilen (Störungen im Körperschema), Mitteilen von Schmerzen oder körperlich-vegetativen Körpersignalen wie Hunger, Durst, Druck der gefüllten Blase u. a. kann bei Problemen der Körperwahrnehmung deutlich erschwert sein. Diese Störungen der Körperempfindung erschweren nicht nur die Wahrnehmung der körperlichen Ich-Grenzen und deren Schutz sondern auch die Fähigkeit, über den Körper Angenehmes zu erleben. Der Rückgriff auf frühe Erfahrungen mit den ersten Bindungspersonen ist am besten geeignet, das Wohlbefinden mit dieser gesteuerten Regression in ein Gefühl der Geborgenheit zu überführen. Diese Erfahrungen können durch Schaukeln, Wiegen, Halten, Drücken, Vibrationen, Schwingungen, Rhythmen wie Klatschen oder Stampfen u. a wieder bewusst gemacht werden. Hierbei kann auch Musik wirkungsvoll eingesetzt werden.

Folgende pflegerische Grundfähigkeiten und Grundhaltungen sind erforderlich, um eine ganzheitliche Sicht der Stimulation aller Sinneszugänge erfolgreich und sinnvoll anwenden zu können:

- Die Fähigkeit, fachkundig den pflegebedürftigen alten Menschen zu beobachten und auch kleinste Ressourcen wahrzunehmen.
- Eine konkrete Pflegediagnose abzuleiten, und die Pflegeplanung unter Einbeziehung biografischer Informationen zu erstellen, um Grenzüberschreitungen und „Zwangsstimulationen“ zu vermeiden.
- Die Wahrnehmung der eigenen Hände als wichtiges Werkzeug für die Pflege.
- Die Kontinuität in Art und Intensität gleicher Stimulationsformen über einen längeren Zeitraum hinweg.

Schwer wahrnehmungsgestörte alte Menschen sollten sich auf wenige Stimmen, Hände und Persönlichkeiten einstellen können.

5 Übergangsobjekte zur Bindungsregulation

Winnicott (1987) beschreibt Theorien von Übergangsobjekten bei Kindern. Gemeint sind dabei unbelebte Objekte wie eine (Schmuse)Decke, eine Puppe oder ein Tier aus Stoff. Im Übergang zwischen der Phase engster Verbundenheit mit der Mutter, und einer Phase, in der das Kind die Mutter zunehmend als eine von sich getrennte Person wahrnimmt, wird das Übergangsobjekt ein Vermittler von Nähe, Wärme und Vertrauen und so zum ständigen Begleiter. In Verbindung mit dem Saugreflex kann auch der eigene Daumen diese Funktion übernehmen.

So ist es nach Winnicott möglich, neuen Situationen mit der Gewissheit der Nähe und Verbundenheit der Mutter zu begegnen. Das Übergangsobjekt bietet einen neutralen Erfahrungsbereich, der nicht in Frage gestellt wird.

Das Übergangsobjekt wird so erlebt, als gebe es Wärme ab, als bewege es sich, als habe es eine Struktur oder als wäre es lebendig. Wie in einem Rollenspiel kann es verschiedene Positionen einnehmen und Ziel von Zuneigung oder wütenden Attacken werden.

In der Altenpflege hat die Arbeit mit Übergangsobjekten (z. B. als „Puppentherapie") bereits Eingang gefunden und wird im Alltag angewandt.

Aus der persönlichen Entwicklungsgeschichte wirken Puppen oder Stofftiere in zwei Richtungen – sie dienen der Stärkung von Autonomie, Ablösung und Selbständigkeit sowie im Sinne einer selbstgesteuerten Regression. Die Aktivitäten und die Aufmerksamkeit werden auf einen bindungsrelevanten Vorgang des Versorgens und Bemutterns gelenkt. Es wird soziale Kommunikation auf einer Ebene ermöglicht, die nicht Zurückweisung oder Unverständnis riskieren muss.

Ein weiterer bindungsstärkender Faktor ist die Möglichkeit der Beteiligung von Bezugspersonen, die in die Interaktion mit dem Übergangsobjekt einbezogen werden können. Die Bezugsperson selbst, kann Veränderungen des Verhaltens und Erlebens gezielt mit der Unterstützung des Übergangsobjektes erreichen. Das Wiederaufleben einer engen Beziehung zu Puppen und Spieltieren bei Patienten in fortgeschrittenen Stadien einer Demenzerkrankung, wird häufiger beobachtet und bei Klessmann (1990) ausführlicher beschrieben.

Diese vielseitigen Aspekte der Übergangsobjekte sollen in den folgenden, etwas ausführlicheren Fallgeschichten aus dem gerontopsychiatrischen Alltag nach Podoll/Stuhlmann (1996) deutlich werden.

Fallgeschichte Frau H., 71 Jahre: „Mein Teddy Peter ist immer für mich da."

Bei Frau H. zeigen sich über Monate zunehmende Gedächtnisstörungen. Sie verlegt die Wohnungsschlüssel und andere Gegenstände im Haushalt. Sie vermutet, dass ihr diese Gegenstände gestohlen worden seien. Im weiteren Verlauf weiten sich die wahnhaften Symptome aus. Frau H. ist davon überzeugt, dass eine fremde Person als Untermieterin in der Wohnung ein- und ausgehe, ihr alle Schrankschlüssel wegnehme und sie in der Wohnung einschließe. Bei einer Gelegenheit schüttet sie ein Pfund frischen Kaffee in die Mülltonne mit der Erklärung: „Was dieses Weib angefasst hat, kann ich nicht mehr essen." Es treten häufige nächtliche Unruhezustände auf, bei denen sie laut um Hilfe ruft. Die Zunahme dieser Probleme führen schließlich zur stationären Aufnahme in eine gerontopsychiatrische Abteilung mit der Diagnose: Demenz mit begleitender wahnhafter Störung.

Unter einer milden neuroleptischen Medikation kommt es rasch zu einer Besserung der wahnhaften Symptomatik, so dass Frau H. nach wenigen Wochen wieder entlassen werden kann.

Drei Jahre später wird Frau H. wegen einer depressiven Störung erneut stationär aufgenommen. Bei der Aufnahme findet sich neben der Demenz, die inzwischen weiter fortgeschritten ist, eine depressive Symptomatik mit erheblicher Unruhe und Affektlabilität. Sie äußert immer wieder denselben Satz: „Sehr froh bin ich nicht, da ich in meiner Freiheit gebunden bin." Auf die Frage nach dem Grund ihrer Niedergeschlagenheit antwortet sie weinend: „Weil meine Eltern gestorben sind, meine Eltern sind tot.", und klammert sich hierbei an einen Teddybär, den sie mitgebracht hat. Diesen Stoffbären, den sie in engem Kontakt an ihr Gesicht oder ihren Körper schmiegt oder küsst, gibt sie in den ersten Tagen überhaupt nicht aus der Hand. Wenn es bei bestimmten Gelegenheiten nicht zu umgehen ist, den Stoffbären vorübergehend wegzulegen, fängt sie an zu weinen und hört nach Rückgabe des Teddys sofort wieder auf. Die Pflegenden beziehen den Stoffbären in ihren Umgang mit der Patientin ein, indem sie die erforderlichen pflegerischen Maßnahmen, z. B. Waschen, Kämmen, Zähneputzen erst an dem Teddybären ausführen. Erst

> dann duldet Frau H. die pflegerischen Maßnahmen auch an sich selbst. Die Patientin spricht mit dem Stoffbären, den sie „Peter" nennt. Der Umgangston ist überwiegend liebevoll freundlich, gelegentlich beschimpft sie den Teddybären auch.
>
> Mit der Besserung von Stimmung und Antrieb ist auch gleichzeitig eine zunehmende Lockerung der Beziehung zum Teddy zu beobachten. Während Frau H. den Teddybären im Bett anfangs in engem Körperkontakt an sich schmiegt, liegt er später meistens neben ihr auf dem Bett oder dem Kopfkissen. Auch besteht sie nicht mehr darauf, den Stoffbären ständig bei sich zu haben. Neben dem zärtlichen Umgang mit dem Teddy kommt es auch zu wütenden Angriffen auf den Teddy, wobei sie ihm einmal sogar beide Augen ausreißt.

In einer weiteren Fallgeschichte wird auch die Bedeutung des Übergangsobjektes, als Ersatz für Personen, die sich abgrenzen oder entziehen, deutlich. Der durch das Bindungsverhalten seiner Mutter zunehmend überforderte Sohn wird durch den Stoffhund und durch wahnhafte Verkennung, durch Personen in der Umgebung ersetzt.

> **Fallgeschichte Frau K., 85 Jahre: „Der Hund frisst ja nichts."**
>
> Bei der verwitweten Patientin, bei der eine koronare Herzkrankheit bekannt ist, entwickeln sich seit dem 80. Lebensjahr, zunächst mit abruptem Beginn und dann schrittweiser Verschlechterung, Gedächtnis- und Orientierungsstörungen. Diese Defizite können durch eine recht stabile Persönlichkeit und Selbständigkeit im sozialen Leben noch einige Zeit kompensiert werden. Zu den immer häufiger auftretenden nächtlichen Verwirrtheitszuständen kommen schwere depressive Verstimmungen hinzu. Eine Reihe von Enttäuschungen, der Verlust des Hundes einer Nachbarin, den sie täglich ausgeführt hatte und durch die mangelnde Zuwendung ihres Sohnes, der sich von der Mutter fast vollständig zurückgezogen hat, tragen dazu bei. Frau K. wird stationär aufgenommen, nachdem sie in der Nacht zuvor von der Polizei in hilflosem und verwirrtem Zustand aufgefunden wurde. Die Aufnahmediagnose lautet: Multiinfarktdemenz mit depressiven Störung.
>
> Der Sohn berichtet, dass es in den letzten Wochen eine Zuspitzung der Auseinandersetzungen gegeben habe, da seine Mutter ein Ausmaß an Zuwendung und Betreuung von ihm erwarte, welches zu gewähren er nicht in der Lage sei. Auch bei einem gemeinsamen Gespräch werden von beiden heftige gegenseitige Vorwürfe ausge-

sprochen. Es fällt auf, dass sich der Sohn sehr abweisend gegenüber seiner Mutter verhält und jeden weiteren Kontakt zu ihr aufkündigt. Frau K. bezeichnet ihren Sohn als „Lump" und „Taugenichts".

Sie hat einen Stoffhund bei sich, den sie nicht aus der Hand gibt. Sie wiegt ihn im Arm, umhegt ihn wie ein Baby und gibt an, es sei ihr Sohn. Sie versucht mehrmals, den Stoffhund zu wickeln und „füttert" ihn mit einem Teelöffel.

In dieser Zeit zeigt die Patientin auch Personenverkennungen, wobei sie bei einer Gelegenheit den Stationsarzt mit dem Vornamen ihres Sohnes anspricht. Das Zubettgehen klappt problemlos, nachdem die Pflegenden die Gewohnheit einführen, zunächst den Stoffhund ins Bett zu legen.

Nach etwa einem Monat verändert sich der Umgang mit dem Stoffhund. Sie nennt ihn jetzt „Toni" und erklärt, es handele sich dabei um den Hund, den sie von ihren Hausnachbarn, die das Tier nicht weiter halten wollten, übernommen habe. Sie äußert: „Die wollten ihn nicht, der sollte ganz verschwinden, und da wollten sie ihn auch tot machen … und da hab' ich gesagt, dann nehme ich ihn." Sie behandelt das Stofftier wie einen lebendigen Hund. „Der ist ganz ruhig und macht nichts, der liegt immer ganz ruhig da. Ja, ich denke, der muss doch mal laufen. – Gar nichts frisst der, trinkt auch nichts. Der kann ja gar nichts beißen … Der hat ja auch kein Mündchen … Wir haben geraten, warum dass der noch lebt. – Der hat alles sauber, der kann den ganzen Tag allein sein und macht keinen Bach und kein Häufchen."

Die Fütterungsversuche werden immer seltener, sie trägt den Stoffhund nicht mehr ständig bei sich, sondern ist zufrieden, wenn er am tagsüber in ihrem Bett, gut bis zum Hals zugedeckt, liegt.

Nach weiterer Besserung des Krankheitsbildes gelangt Frau K. zu der Einsicht, dass es sich bei Toni um ein Stofftier handele. Sie erklärte: „Ja, scheinbar ist es ein Stoffhund, denn sonst könnte der … würde der doch was sagen, … und der sagt doch gar nichts." Schließlich ist sie sogar bereit, sich von dem Tier zu trennen; sie erklärt auf die Frage, ob sie den Hund denn auch weitergeben würde: „Wenn Sie ihn haben wollen, können Sie ihn haben … ich würde Ihnen den sogar schenken."

Der Umgang der beiden Frauen in den Fallgeschichten mit den Stofftieren, entspricht den von Winnicott beim Kleinkind beschriebenen Kriterien für Übergangsobjekte:

- die Art des Objektes (Aussehen, Geruch, Weichheit),
- die Fähigkeit, das Objekt als „Nicht-Ich“, d.h. getrennt von der eigenen Person zu erleben,
- der Ort und Nähe des Objektes,
- die Fähigkeit, ein Objekt zu erschaffen, es sich vorzustellen, sich auszudenken, zu erfinden oder für sich zu entdecken und in Beschlag nehmen,
- eine zärtliche Beziehung zu dem Übergangsobjekt aufzunehmen.

Das Übergangsobjekt wird als persönlicher Besitz beansprucht, sein Verlust bewirkt Unruhe, ängstliche Anspannung und Trauer. Die beiden Frauen sind während der ersten Tage ihres Krankenhausaufenthalts nicht bereit, sich von ihrem Stofftier auch nur zeitweise zu trennen, und die erste Patientin fängt sogar an zu weinen, wenn der Stoffbär bei bestimmten pflegerischen Maßnahmen vorübergehend weggenommen wird.

Die beiden Frauen zeigen eine überwiegend liebevolle Behandlung ihres Stofftieres. Frau H. setzt ihr Stofftier jedoch auch Attacken und Misshandlungen aus.

Im Spannungsfeld zwischen Autonomiebestrebungen und Sicherheitsbedürfnis wird das Übergangsobjekt vor allem dann eingesetzt, wenn die Person allein ist oder sich allein gelassen fühlt. In der Kindheit wird es sehr häufig bei Einschlafritualen und später noch bei Einsamkeit, Angst oder Unsicherheit zur Beruhigung benötigt. Die beiden Frauen hielten ihr Stofftier während des Schlafens in engem Körperkontakt, meistens an das Gesicht geschmiegt oder in den Arm genommen. Bei Frau K. kann die Bindung an das Stofftier von den Pflegenden genutzt werden, um das Zurückgehen ins Bett bei nächtlicher Unruhe zu erleichtern.

Bei beiden Patientinnen finden sich Hinweise auf aktuell erlebte oder wieder belebte Situation von Verlust, Unsicherheit und Verlassenheit in der Zeit vor der Krankenhausaufnahme. So beklagt Frau H., die bei der Aufnahme im psychischen Befund neben der Demenz auch eine depressive Symptomatik bot, den Tod ihrer Eltern. Die zweite Patientin hat eine schmerzhafte Zurückweisung durch ihren Sohn erfahren, der schließlich sogar jeden Kontakt zu ihr abbricht.

Die beiden Geschichten zeigen, dass es wichtig ist, die Stofftiere im Umgang mit dem Kranken als seinen Besitz zu akzeptieren. Die Wegnahme der emotional besetzten persönlichen Habe bei der Aufnahme in ein Krankenhaus oder Heim, wird als Verlust eines Teiles der eigenen Identität erlebt. Dies gilt in besonderem Maße auch für die als

Übergangsobjekt gebrauchten Gegenstände des persönlichen Besitzes (Handtasche u. a.).

Die bei beiden Patientinnen beobachtete Verwendung der Übergangsobjekte lässt sich als eine Möglichkeit verstehen, über Regression mehr Bindungssicherheit herzustellen. In beiden vorgestellten Fallgeschichten war die Regression reversibel.

In den Fallgeschichten wird auch die Wechselseitigkeit von Bindungsprozessen und der Verwendung von Übergangsobjekten dabei deutlich. Das Sorgen und Versorgen ist ein wichtiger Bindungsanteil, aber das Übergangsobjekt ist nicht nur Kommunikationspartner, Vermittler von Nähe und Wärme, sondern auch Ziel und Objekt von Wut und Ärger.

Besonders eindrucksvoll in dieser Hinsicht ist das Verhalten von Frau H., die neben einem zärtlichen und fürsorglichen Umgang auch aggressiv und schädigend mit ihrem Stoffbären umgeht, indem sie ihm beide Augen ausreißt.

Stofftiere und Puppen können menschliche Nähe und Zuwendung nicht ersetzen. Sie dürfen nicht als Alibi herhalten, die personelle Unterbesetzung in stationären Einrichtungen auszugleichen.

Sie können aber einen Zugang zu Menschen bieten, die auf Grund von Alter und Krankheit nicht mehr in der Lage sind, sich auf einer intellektuellen Ebene mit Mitmenschen oder Pflegepersonal zu verständigen. Es gibt hier offensichtliche Ressourcen, auf die die Personen trotz des Verlustes wesentlicher intellektuellen Fähigkeiten, noch lange zurückgreifen können. Entscheidend ist das autonome Verfügen können und die Annahme des Übergangsobjektes als ein Teil der aktuellen Lebenswelt des Kranken durch die Bezugspersonen.

Auch lebendige Tiere können eine wichtige Rolle als Bindungsobjekte übernehmen. Ein zutrauliches Tier erfüllt das Bedürfnis nach Wärme und Nähe, ist Gesprächspartner und hört geduldig zu. Auf verwirrte Äußerungen reagiert es nicht abweisend. Die Freude in der Begegnung ist unmittelbar, auch für Personen mit Demenz, erfahrbar. Inzwischen haben sich auch einige Pflegeheime ein „Stationstier" angeschafft oder machen es möglich, das eigene Haustier mitzubringen. Der bindungsstabilisierende Wert eines Tieres wird als sehr unterstützend erlebt.

6 Das Konzept der sicheren Basis in der Altenpflege

Jede Beziehungsregulation erfordert den angemessenen Umgang mit Nähe und Distanz. Im Bindungskonzept von Bowlby werden die beiden Seiten in einer Beziehung deutlich. Das Gewähren von Nähe, Zuwendung und Schutz soll gleichzeitig die Fähigkeit zur Ablösung, Selbstsicherheit und Selbstvertrauen stärken. Diese positive Distanz ist von einer sicheren Basis aus besser zu erreichen, als auf unsicherem und unzuverlässigem Grund. Zu große Nähe birgt die Gefahr der Grenzüberschreitung – zu große Distanz die der emotionalen Verarmung und körperlichen Vernachlässigung.

Zur Erreichung des komplizierten Gleichgewichtes ist eine Person erforderlich, die die Fähigkeit und die Bereitschaft besitzt, sich als eine sichere Basis zur Verfügung zu stellen. Das schafft den Rahmen, um in der Arbeit mit demenzkranken Personen auf noch verfügbare Ressourcen zurückgreifen zu können. Damit besteht in der praktischen Arbeit eine enge Beziehung zwischen dem Erkennen und Mobilisieren von Ressourcen und der Gewährung von Bindungssicherheit. Je sicherer der Anteil der Bindung ist, desto mehr können Ressourcen und Kompetenzen mobilisiert werden – akutes bindungssuchendes Verhalten blockiert dagegen Kompetenzen. Wer ständig auf der Suche nach Schutz und Nähe ist oder Angst vor übermächtigen Bindungspersonen hat, ist nicht in der Lage, sich den Erfordernissen der Umgebung anzupassen oder Neues zu verarbeiten bzw. einen Ortswechsel (immer verbunden mit Verlusten) zu verkraften.

Fallbeispiel Frau C., 81 Jahre alt: „Angst vor der Mutter“

Frau C. befindet sich seit kurzer Zeit auf einer offenen Station in einem Altenheim. Sie wurde aufgenommen, da sie allein lebte, mehrfach die Wohnung verlassen hatte, von der Polizei aufgegriffen und zurückgebracht wurde.

Regelmäßig gegen Nachmittag, ca. gegen 15.00 Uhr wird sie unruhig, äußert Angst zu haben, könne aber nicht sagen wovor. Sie müsse unbedingt weg. Mehrfach verlässt sie die Station und wird nach Stunden wieder aufgefunden. Einmal ist sie dabei schwer gestürzt und hat sich Verletzungen zugezogen.

Erst im Gespräch mit dem Sohn konnte ein Bezug zur Lebensgeschichte und Bindungen zu frühen Bezugspersonen herstellt werden. Frau C. hatte eine sehr strenge Mutter, die das kleine Mädchen hart bestrafte, wenn es sich am Nachmittag verspätete und nicht zur verabredeten Zeit (meist um 5 Uhr) zu Hause war.

Jetzt kann die Angst vor der Mutter, ausgelöst durch die Wahrnehmung der Tageszeit, nicht mehr mit der konkreten Erinnerung an die Mutter verknüpft werden. Das Gefühl der Angst wird nach wie vor, auch mit den körperlichen Angstsignalen, unmittelbar erlebt.

In einer gemeinsamen Besprechung mit den Angehörigen und dem Pflegeteam wurde ein Vorschlag erarbeitet. Eine konstante Person sollte in der kritischen Zeit als Begleitperson zur Verfügung stehen und mit Frau C. einen längeren Spaziergang unternehmen. Damit wurde die Unruhe am frühen Nachmittag gut kanalisiert, sie konnte laufen und sie war ihrer Angst nicht mehr ausgeliefert. In der Folgezeit wurden eine deutliches Nachlassen der Tendenz, die Station zu verlassen und eine Verminderung der Äußerungen von Angst dokumentiert.

Die Präsenz einer Bindungsperson wirkt Angst mindernd. Die Anwesenheit kann durch alle Bindungssignale unterstützt werden, die in einer Situation möglich sind. Bei Vergrößerung der räumlichen Distanz müssen die Bindungssignale, die eine Entfernung überbrücken, eingesetzt werden. Ein wesentliches Element ist dabei die Möglichkeit, jederzeit Blickkontakt aufnehmen zu können oder zumindest die Bezugsperson im Blick haben zu können. Bestätigende Signale wirken zusätzlich beruhigend. Wichtigstes Ziel der Pflege auf dieser Grundlage ist die Bildung von Vertrauen, ohne das eine sichere Basis nicht entstehen kann.

Die sichere Basis oder der sichere Hafen, ist das Kernstück der Bindungssicherheit. Dies ist ein umfassendes Konzept, das die verschiedenen Elemente der sicheren Bindung in sich vereinigt. Abbildung 3 zeigt die wesentlichen Aspekte, die sich mit der Sichtweise der sicheren Basis im Sinne der Bildungssicherheit ergeben können.

Durch die Beachtung der Wechselseitigkeit von Bindungsprozessen in der Pflege, ergeben sich neue Perspektiven. Sie ermöglichen die Einleitung von Entwicklungen, die vorher verschlossen waren.

Im idealen Fall muss die Pflegeperson ungehindert auf ihrer eigenen Ressourcen zurückgreifen können – diese müssen gestärkt und entwickelt werden. Immer ist auch der Bezug zur eigenen Person und der eigenen Entwicklung gegeben.

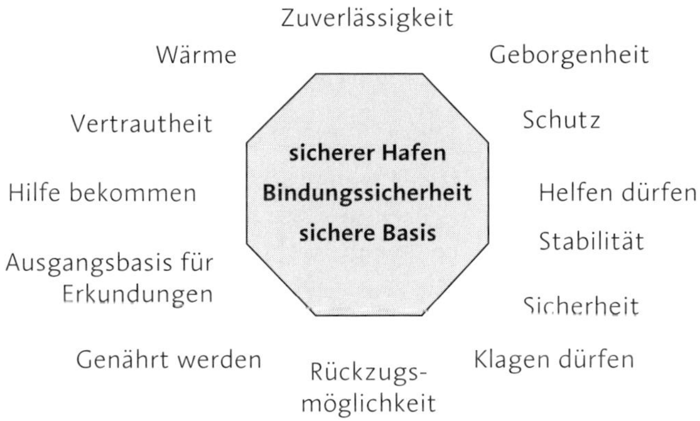

Abbildung 3: Aspekte der Bindungssicherheit

Die sicheren Bindungsanteile der Pflegenden müssen so herausgearbeitet und gestärkt werden, dass die psychischen Belastungen in der Pflege auf dieser Basis besser bewältigt werden können.

Mit qualifizierenden und unterstützenden Maßnahmen, wie Fallbesprechungen unter besonderen Aspekten oder Teamsupervision, können diese Chancen genutzt werden.

Eine besondere Rolle für die sichere Basis spielen Strukturen. Strukturen bestehen aus klar bestimmbaren einzelnen Elementen, die sich in einer vorhersagbaren Weise wiederholen. Es entstehen Muster, Rhythmen, Schablonen oder Rituale. Strukturen übernehmen die Aufgaben einer Rahmenfunktion, die Inhalte zur Geltung bringen, sie aber auch begrenzen und schützen. Sie sollen die Übersichtlichkeit verbessern. Im täglichen Leben helfen Strukturen, sich auf Situationen einzustellen, zu planen und dabei die Kräfte optimal einzusetzen. Die Vorhersagbarkeit von Ereignissen gibt Sicherheit und spart somit auch Kräfte der Anspannung, Konzentration und Sorge, die nun wieder zur Verfügung stehen. Sind die Strukturen neu, unvorhersagbar oder ständig im Wechsel, werden unverhältnismäßig viele Kräfte gebunden, Kräfte die im Falle einer gleichzeitigen anderen Anforderung nicht mehr zur Bewältigung ausreichen.

In länger andauernden Situationen, die durch einen Mangel an Struktur gekennzeichnet sind, kann das Störungsbild des Hospitalismus beobachtet werden. Die Kranken schaffen sich selbst einfachste Strukturen der Selbststimulation, indem sie stundenlang mit dem Oberkörper vor- und zurückschaukeln.

Tabelle 10: Elemente der sicheren Basis

Was gehört zu einer sicheren Basis bei der Pflege von Demenzkranken?	
Pflegeperson	Konstanz der Bezugspersonen, absolute Zuverlässigkeit bei Zusagen, Reflektion der eigenen Bindungsgeschichte und Bindungsbedürfnisse durch Supervision, Klärung von Rollen und Aufgaben.
Im Umgang	Stützen der Identität aus der Biographie – der rote Faden der Lebensgeschichte, Anerkennen und Bestätigen der Gefühle, Gespür für das Gleichgewicht zwischen Nähe und Distanz entwickeln, Erkennen von bindungssuchendem Verhalten und Verhaltensweisen anderer Ursachen, eindeutiges Respektieren von Grenzen und Schutz vor Grenzüberschreitungen, Förderung von jeglichem konkreten Verhalten – Stabilisieren durch Handeln stärkt das Erleben von Autonomie und eigener Handlungsfähigkeit.
Räumlich	Übersichtlichkeit, Sicherheit und Vertrautheit der Umgebung, Erkennbarkeit der Individualität der Person an der Einrichtung des Zimmers.
Strukturell	Verlässlichkeit der Zeitabläufe, Prinzip der Handlungskette: ein Element nach dem anderen, Prinzip der Einzeitigkeit – nur eine Information zur selben Zeit, Realitätsbezug herstellen.

Auch bei Personen mit Demenz lassen sich Situationen beobachten, in denen sie auf ihre Weise versuchen, sich selbst einen haltenden Rahmen zu schaffen. Diese eigenen Strukturen aus vorhersehbaren und sich wiederholenden Elementen, schafft sich der Kranke durch ständige Wiederholungen von Fragen, von Worten oder von Handlungen. Gelegentlich sind sie auf Rituale und feste Umgebungsbezüge festgelegt und reagieren unruhig auf kleinste Veränderungen.

Eine Person mit Demenz, die ständig die selbe Frage stellt, ist nicht primär an der richtigen Antwort interessiert, sie möchte eine Bestätigung und einen Beweis, dass sie sich sicher fühlen kann, dass Alles in vorhersehbaren Weise ablaufen wird. Daher sind Fragen mit den Inhalten: „Wann kommt ...“? oder „Wann müssen wir nach ...“? besonders häufig.

Diese Verhaltensweisen geben einen Hinweis auf das Erleben von Unsicherheit, und sind Ausdruck eines Bindungsbedürfnisses im Sinne einer Sehnsucht (Suche) nach Wahrgenommen werden, Bestätigung und Sicherheit. Die Verlässlichkeit und Vorhersagbarkeit der Ereignisse kann bei Personen mit Demenz in unübersichtlichen Situationen nicht mehr durch das innere Gefühl der Sicherheit gewährleistet werden.

Die Schaffung klarer Strukturen und Abläufe sind eine Möglichkeit der Mobilisierung und Unterstützung von Ressourcen, sie sind wesentliche Elenente der sicheren Basis, wie sie in der folgenden Tabelle zusammengestellt sind.

Die Beziehung wird als positive Ressource inhaltlich thematisiert. Dabei helfen Formulierungen wie: „Wir kommen gut miteinander aus.“, „Zusammen können wir was erreichen.“, „Gelernt ist gelernt.“ oder „Gut, dass sie uns helfen wollen.“

Die Bezugspersonen verhalten sich so, dass der Patient die Beziehung als positiven Teil seines Daseins erleben kann. Die Qualitäten der zwischenmenschlichen Beziehungen werden in ihrer positiven Bedeutung hervorgehoben. Die vielfältigen Vorteile der Arbeit nach dem Konzept der Bindungsressourcen in der Altenpflege sind im Folgenden zusammengestellt:

- Biographiebezug bis in die ersten Lebensjahre zurückgehend,
- ganzheitliche Sichtweise,
- Integration verschiedener Ansätze, wie Validation, ROT, SET, aktivierende Pflege und verschiedenste milieutherapeutische Ansätze,
- Generationen übergreifende Sichtweise (Oma – Kind – Enkel),
- rasche Identifikation und richtige Deutung von Bindungsverhalten,
- direkt ableitbare Konsequenzen für den Umgang mit Demenzkranken,
- gute Umsetzbarkeit in Stations- und Pflegekonzepten,
- Beachtung der eigenen Bindungsbedürfnisse der Pflegenden,

- Ansatz zur Burn-out-Prophylaxe der Pflegenden,
- wirksamer Ansatz zur Gewaltprävention,
- besseres Verstehen von problematischem und herausforderndem Verhalten unter dem Aspekt der Bindungssuche,
- Einbeziehung von Übergangsobjekten (Puppen, Stofftiere, Spielzeug oder Tiere)als Bindungsvermittlern,
- Haltung, Wissen und das Beherrschen von Techniken sind kein Widerspruch.

7 Therapie- und Pflegekonzepte unter den Aspekten von Biographie und Bindungssicherheit

In der Arbeit mit dementiell veränderten Personen sind in den letzten Jahren zahlreiche Ansätze entwickelt worden. Im Folgenden soll versucht werden, diese in ihren Kernaussagen aus der Bindungsperspektive zu betrachten. Es ergeben sich Gemeinsamkeiten, die sich „schulenübergreifend" an dem orientieren, was die demenzkranke Person benötigt, um ihre Grundbedürfnisse nach Identität, Bindung, Zugehörigkeit und Sicherheit zu befriedigen.

Zu diesen Ansätzen muss vor allem aber eine erkennbare Haltung hinzukommen, mit der Bereitschaft, sich dem demenzkranken alten Menschen mit seiner individuellen Biographie als Bindungsperson zur Verfügung zu stellen. Es muss berücksichtigt werden, wie der Kranke durch die Krankheit geworden ist. Haltung und Kenntnisse von bestimmten Techniken, die von verschiedenen Konzepten in Kursen und Schulungen vermittelt werden, stellen dabei keine Gegensätze dar, sondern können sich sinnvoll ergänzen.

7.1 Bindungsstärkendes Arbeiten mit Erinnerungsalben

Jeder Mensch erinnert sich an Schlüsselerlebnisse aus seinem Leben, in denen wichtige Personen, Begebenheiten oder Orte eine Rolle gespielt haben. Dabei wird das Speichern dieser Informationen und das Erinnern daran auch von der gefühlsmäßigen Beteiligung und Bedeutung gesteuert. Die Schlüsselerlebnisse haben sich über die Jahre hinweg zu einer inneren Geschichte – „Dies ist mein Leben." – entwickelt. Die Lebensgeschichte ist das Fundament der Identität. Nur aus der erinnerten und erzählten Lebensgeschichte wissen wir, wer wir sind und in welcher Beziehung wir zu unserer Umwelt stehen.

Personen mit Demenz können Probleme haben, sich an bestimmte Einzelheiten ihrer Lebensgeschichte zu erinnern. Dabei können neue Informationen – wie die Namen neugeborener Enkelkinder, kurze Zeit zurückliegende Ereignisse u. a. – immer weniger im Gedächtnis gespeichert und wieder erinnert werden. Der Verlust der Fähigkeit, sich an Schlüsselerlebnisse des eigenen Lebens zu erinnern, kann desorientierend und frustrierend sein. Besonders zu Beginn der Erkrankung wird der Verlust der Erinnerungen häufig als sehr schmerzhaft und mit tiefer Verzweiflung erlebt.

Hier bietet das Erinnerungsalbum eine Hilfe, die im Moment nicht mehr verfügbaren Erinnerungen durch Verknüpfungen mit anderen, im Altgedächtnis lagernden Information, zu einem erzählbaren Gedächtnisinhalt zu formen. Erinnern heißt Verbindungen herstellen. Jede Erinnerung besteht aus einem Mosaik von Erinnerungsanteilen, die sich durch Erzählen, Betrachten oder Handeln zu einem Ganzen formen.

Das Erinnerungsalbum beinhaltet Wörter und Bilder aus wichtigen Momenten im Leben eines Menschen, von der Geburt bis zur Gegenwart. Auch neuere bedeutsame Ereignisse können laufend in das Erinnerungsalbum aufgenommen werden. Bei der Erstellung eines solchen Albums ist es wichtig, die Bezugspersonen einzubeziehen und ihnen die Bedeutung des Albums zu erklären. Auch die Person mit Demenz muss für die Idee gewonnen werden. Eine Vermeidungshaltung aus Angst vor Überforderung kann den Zugang erschweren. Es ist die Angst sich zu blamieren, wenn Selbstverständlichkeiten nicht mehr erinnert oder nahestehende Personen nicht mehr erkannt werden können. Daher sollte im Umgang mit Erinnerungsalben das Selbstwertgefühls unbedingt geschützt und Erlebnisse des Versagens vermieden werden.

Praktische Hinweise und Vorschläge, wie ein Erinnerungsalbum aufgebaut, erstellt und benutzt wird, finden sich bei Powell (2000).

Regelmäßiges Blättern im Erinnerungsalbum kann einer Person mit Demenz helfen, die wichtigsten Momente seines Lebens in Erinnerung zu behalten und dadurch sein Selbstvertrauen zu stärken. Es unterstützt dabei, sich bezüglich seines Lebens, seiner Erinnerungen und damit auch sich selbst gegenüber besser und entspannter zu fühlen. Es kann sein, dass eine Person mit Demenz vergisst, regelmäßig in sein Erinnerungsalbum zu schauen. Dann sollte er unterstützt und ermutigt werden, es öfter anzusehen, damit seine Erinnerungen wach bleiben und immer wieder Verknüpfungen hergestellt werden.

Das Album sollte immer auch für Besucher verfügbar sein, damit kann es jederzeit Gesprächsstoff liefern. Ab und zu sollte das Album mit neueren Ereignissen oder anderen älteren Materialen ergänzt werden. Die Vorteile der Arbeit mit dem Erinnerungsalbum sind:

- Es hält Schlüsselerlebnisse wach und hilft, diese Erlebnisse so lange wie möglich im Gedächtnis zu behalten.
- Zu jedem Bild gibt es eine kleine Geschichte.
- Es kann Menschen mit leichter Demenz während eines Gespräches einen Antrieb bieten.
- Es gibt Gelegenheit, auf das eigene Leben zurückzublicken.
- Es hilft den Menschen, sich an gute Zeiten zu erinnern.
- Es gibt Halt und Sicherheit, wenn die Person in eine stationäre Einrichtung zieht oder eine Tagespflegeeinrichtung besucht.
- Es hilft den Mitarbeitern, den Menschen als Individuum zu sehen.
- Es bietet den Mitarbeitern Gelegenheit, ein Gespräch zu beginnen.
- Es erlaubt dem Menschen mit Demenz, das Gespräch selbst zu lenken und freie Assoziationen mitzuteilen.
- Es ermutigt zur personzentrierten Pflege in einer stationären Einrichtung.
- Es hilft dem Menschen mit Demenz, seine Identität zu wahren. Es gibt ihm ein Gefühl der Sicherheit, sich selbst zu (er)kennen.
- Es schafft somit Selbstvertrauen und Selbstachtung.
- Es gibt der Person das Gefühl, dass ihr Leben einen Sinn gehabt hat und noch hat.
- Es bietet bei Problemverhalten einen Anlass zum Gespräch und ist eine Möglichkeit der Ablenkung von wahnhaften Bewältigungsstrategien z. B. bei der Fehlidentifikation von Personen oder Störungen der Impulskontrolle.

Nebenbei entsteht hier auch für die Familie ein wertvolles „Familienarchiv“ und hilft bei der „präventiven Biographiearbeit“ für die nachfolgenden Generationen.

Ein anders Beispiel für die Arbeit mit Erinnerungsmaterialien ist die Fotokiste der Diakonie in Düsseldorf, Abteilung Leben im Alter von Scholich u. a. (2003). Die anregend gestalteten Fotos sind aus den Erfahrungen der Generation entnommen und können mit der persönlichen Lebenserfahrung in Verbindung gebracht werden. Neben der individuellen Nutzung ist auch das Erleben von generationsspezifischen Erfahrungen ein Element zur Förderung von Zugehörigkeit und Bindung. Auch bei der Selbst-Erhaltungs-Therapie (s. u.) spielt das „Buch des Lebens“ eine wichtige Rolle.

Weitere praktische Anregungen mit vielen Beispielen und Übungen für die tägliche Arbeit finden sich bei Ruhe (1998).

7.2 Erinnerungspflege – Bindung durch Erinnerung stärken

Ein EU-weites Projekt zur Erinnerungspflege sammelt seit einigen Jahren Erfahrungen mit dem Ansatz der Biographiearbeit in verschiedenen Ländern Europas. Einen ersten umfassenden Bericht gibt Schweitzer (2003) in einem KDA-Sonderheft. In diesem Konzept umfasst die Erinnerungspflege:

- An die Vergangenheit denken und über sie reden.
- Sich an das eigene Leben erinnern und darüber nachdenken.
- Die Erlebnisse der Vergangenheit in der Gegenwart mit anderen Personen teilen.
- Die Vergangenheit für die Zukunft aufzeichnen.
- Die kreative Erforschung der Erlebnisse der Vergangenheit mit anderen Personen in der Gegenwart.

Der intensive Austausch mit Bezugspersonen, wie Familienangehörige oder Pflegende, ist durch die Wechselseitigkeit von Geben und Nehmen – hier von Zuhören und Erzählen – bindungsstärkend. Dieser Ansatz geht über die Arbeit mit dem Erinnerungsalbum hinaus und schließt auch das praktische Handeln, sich Bewegen und Körpererinnern mit ein.

Anhand von praktischen Beispielen wird die Umsetzung in der Praxis beschrieben. Einige der erfolgreichen Strategien, die sich in den verschiedenen Ländern herauskristallisiert haben, sollen kurz umrissen werden.

Der Umgang mit vertrauten Gegenständen

Besonders hilfreich sind Gegenstände, die sich auf das frühere Arbeitsleben beziehen und zeigen, wie die Teilnehmer damals gearbeitet haben. Dabei kommen auch Gegenstände aus dem Alltag zur Anwendung, die heute nicht mehr im Gebrauch sind. Im Projektbericht von Schweitzer werden Fallbeispiele über Erfahrungen mit alten mechanischen Schreibmaschinen, Haushaltsgeräten oder alten Transportmitteln dargestellt. Durch diese konkreten Zugänge kann die Erinnerungsarbeit vielen Menschen ein starkes Gefühl für die eigenen Fähigkeiten, der Effektivität ihres Handelns und ihres eigenen Wertes vermitteln.

Einsatz von Fotos und Vergrößerungen

Mit der Vergrößerung von interessanten Ausschnitten oder einzelnen Personen aus kleinen Fotos werden Erinnerungen optisch verdichtet und hervorgehoben. Zugleich ist die vergrößerte Darstellung besser zu erkennen. Viele der alten Fotos sind im Kleinformat, nur besondere Bilder wurden früher vergrößert und gerahmt. Bedeutende Momente im Leben der Menschen wurden wortwörtlich vergrößert, indem zum Beispiel die Hochzeitsfotos in einem größeren Format gezeigt wurden. Im Projektbericht findet sich eine Geschichte von einem Mann, der meist nur noch aus dem Fenster schaute und nicht sprach. Er erzählte mit Hilfe eines sehr großen Fotos von seiner eigenen Hochzeit, und dass seine Frau die schönste Frau auf der Welt gewesen sei – und es immer noch sei. Als er sich das Foto anschaute, erinnerte er sich daran, dass die Krawatte, die er trug, sehr bunt gestreift war und viele der Ansicht waren, dass sie ein wenig angeberisch wirkte. Als ein ehrenamtlicher Mitarbeiter dies seiner Frau erzählte, konnte sie es nicht glauben. Sie konnte sich nicht vorstellen, dass ihr Ehemann sich an so viele Einzelheiten ihres Hochzeitstags erinnert hatte. Sie war unglaublich dankbar und auch ein wenig traurig, da er ihr nie mitgeteilt hatte, dass er sich an all das noch erinnerte.

Rollenspiel und Improvisation

Improvisierte Spiele sind in der Kommunikation mit Menschen mit Demenz ebenfalls sehr nützlich. Interessant ist die Erfahrung, dass die Menschen, die sich in ihrer Erinnerung sehr unsicher sind, sich doch sehr sicher verhalten, wenn sie etwas darstellen, was nicht wirklich ist. Wenn man zu jemandem der an Demenz erkrankt ist sagt: „Sollen wir tanzen?“ oder „Sollen wir ins Kino gehen?“, sagt der Angesprochene häufig: „Warum nicht?“ oder „Ja, bitte.“ Er antwortet darauf, was ihm in der improvisierten Situation begegnet, in dem Wissen, dass die gespielten Ereignisse nicht wirklich in der Gegenwart geschehen. Die Improvisation ist eine gute Möglichkeit, um Personen mit Demenz zur Anteilnahme zu bewegen. Sie sprechen vielleicht nicht, doch sie zeigen in so vielfältiger Weise, dass sie mit anderen zusammen die Welt der Fantasie betreten.

Tanz, Gesang und alle Arten von Musik

Tanz und Gesang erweisen sich immer als sehr beliebt. Menschen, die nicht mehr sprechen können, sind häufig in der Lage, die Texte von Liedern noch mitzusingen oder mitzusummen. Wenn sie nicht mehr mitsingen können, wird durch Pfeifen oder den Rhythmus mitklopfen erkennbar, dass sie die Lieder kennen. Menschen, die nicht mehr sprechen können, tanzten oft noch gut und sicher die Tänze aus der Vergangenheit.

Schweitzer berichtet auch über eine alte Dame, die jedes Mal beim Anblick des Notenblattes sagt: „Das habe ich noch nie gesehen." und dann aber die Melodie wunderschön vom Blatt absingt, da sie sich an die Noten erinnert und daran, wie man sie liest. Sie hat eine klassische Musikausbildung. Beim Einsatz von Musik ist allerdings darauf zu achten, dass nicht jeder die gleiche Musik mag, für jede Person muss die richtige Musik ausgewählt werden. Es gibt derzeit interessante Initiativen, Musik auf den Geschmack und die Lebenserfahrungen jedes Einzelnen zuzuschneiden.

Aktivitäten aus dem Alltag

Tätigkeiten, die an frühere Erfahrungen aus dem täglichen Leben anschließen, rufen unmittelbare Erinnerungen und das Erleben von Kompetenz im Alltag hervor. Nicht das sprechen über die Aktivitäten, sondern diese auszuführen, ist die entscheidende Erfahrung. Besonders geeignet sind bei älteren Frauen praktische Tätigkeiten aus dem Haushaltsbereich. Mit dem Kochen ist z. B. die Sorge für die Familie, das Einkaufen oder in schlechten Zeiten, das Organisieren von Lebensmitteln verknüpft. Wieder Mehl und Butter in den Händen zu halten oder Würstchen, ungewaschene Möhren oder Kartoffeln voller Erde, führt zurück in eine Periode des Lebens, in der viele den Alltag mit großer Kompetenz gemeistert hatten. Diese Erfahrungen aus der Lebensgeschichte und dabei die ehemaligen Fertigkeiten wieder einsetzen zu dürfen, kann Energie in die Gegenwart übertragen. Das Wiedererleben alter Fertigkeiten stabilisiert das Selbstvertrauen und das Selbstwertgefühl in der Gegenwart. Es bietet darüber hinaus die Gelegenheit zu einer Kommunikation, die nicht notwendigerweise verbal, sondern durch das Handeln erfolgt.

Der Projektbericht enthält weitere interessante Beispiele für gemeinsame Aktivitäten. Allen Angeboten ist die Stärkung von Bindungen sowohl zwischen den Kranken als auch zwischen Kranken, Pflegenden und ehrenamtlichen Begleitern durch das Erleben von Identität, Zugehörigkeit und Sicherheit gemeinsam.

7.3 Die biographiebezogene Einrichtung eines Zimmers

Bindungssicherheit geht von einem sicheren Hafen aus. Dieser Hafen ist ein persönlicher Ort des Schutzes und der Auffüllung von Reserven. Durch das Wahrnehmen besonderer Merkmale wird der Ort als sicherer Hafen erkannt. Im übertragenen Sinne soll das eigene Zimmer oder auch die eigene Hälfte eines Zimmers, den Eindruck: „hier bin ich zu Hause“ verstärken.

Das beginnt bereits bei der farblichen Gestaltung, dabei sind ruhige Grundtöne wichtig, und zwar in Farbtönen, die der Kranke bevorzugt. Die Einrichtung des Zimmers sollte aus eigenen Möbeln bestehen, ergänzt durch Bilder, Wandschmuck und Ziergegenstände, die dem Kranken vertraut sind. Geeignete Gegenstände im Zimmer dienen als Anreiz zum Tasten, alles muss in die Hand genommen werden können, auch Pflegeutensilien. Auf einem Regal in Bettnähe stehen persönliche Dinge – gut sichtbar und vor allem greifbar – beispielsweise das eigene Radio oder der eigene Kassettenrecorder. Auf dem Nachttisch liegen Brille oder Leselupe.

Sofern keine Identifikationsstörungen mit bedrohlicher Fehldeutung des Spiegelbildes vorliegen, kann auch ein großer Spiegel hilfreich sein, in dem sich die ganze Person sehen kann. Nacht- und Tischwäsche sollten aus dem Besitz des Kranken stammen, ebenso Vorhänge und Garderobe. Gleiches gilt für die Bettwäsche; sie soll weich sein und je nach Geschmack und Jahreszeit wärmen oder kühlen.

Sehr wichtig ist die Verfügbarkeit von Fotoalben und Filmen, Büchern und Bildern mit biographischem Bezug. Dazu gehören auch Pokale, gerahmte Urkunden, Diplome, der Gesellen- oder Meisterbrief. Falls von früher eine Puppe oder ein Kuscheltier vorhanden ist, sollte dies angeboten werden oder einfach in einen Sessel gesetzt werden, damit eine Annäherung ohne Beobachtung und Angst vor Blamage ermöglicht wird. Auch Fotos von früheren Haustieren sind interessant.

An die Wand gehören ein großer Jahreskalender mit deutlichen Eintragungen persönlicher Feiertage und ein Wochenkalender, auf dem gleich bleibende, sich wiederholende Aktivitäten verzeichnet sind. Als weitere Zimmerdekoration dienen je nach Jahreszeit Blumen, die der Erkrankte mag. Als anregend erweist sich auch die Möglichkeit, Lieblingsdüfte riechen zu können.

Ein ständiges Tee- und Saftangebot, das auf die Vorlieben des Erkrankten abgestimmt ist und eine möglichst große Vielfalt von Geschmacksrichtungen aufweist, fördert die Trinkbereitschaft und steigert die Flüssigkeitszufuhr. Hat der Kranke ein Lieblingsgetränk, sollte es immer angeboten werden.

Fallgeschichte Frau C., 80 Jahre: „Mein Schrank ist leer."

Frau C. wird nach einem kurzen Krankenhausaufenthalt in ein Altenheim aufgenommen. Sie lebte allein zu Hause, hatte, bis auf entfernte Verwandte, keine Familie. In der Wohnung fühlte sie sich unsicher, sie glaubte fremde Personen kämen in die Wohnung, um sie zu bestehlen. Aus Angst verließ sie die Wohnung und fand nicht mehr zurück. Ambulante Hilfen konnten die Situation noch ein paar Monate stabilisieren. Das sie rüstig und verbal sehr schlagfertig war, wurde keine Pflegestufe zuerkannt, obwohl die Hilfsbedürftigkeit, die von Frau C. stets verneint wurde, offensichtlich war.

Sie benötigt Hilfe beim Ankleiden, der persönlichen Hygiene und den Mahlzeiten. Im Heim beginnt sie, Essensreste, schmutziges Geschirr, Gläser und Plastikbecher zu sammeln. Alles hortet sie in Ihrem leeren Schrank und in den Schubladen der Kommode.

Werden diese Dinge aus dem Zimmer wieder entfernt, gibt sie an, Personen wären im Zimmer gewesen und hätten sie bestohlen. Sie steht vor dem leeren Schrank und sagt: „Ich habe immer alles gehabt, jetzt ist es mir gestohlen worden." Bei einer Fallbesprechung wird deutlich, dass Frau C., die eine vor der Demenzerkrankung eine erfolgreiche und selbständige Geschäftsfrau war, den Besitz als einen Teil ihres Selbst zur Stabilisierung ihres Selbstwertgefühls benötigt. Ihr Misstrauen wird durch die Erfahrungen im Heim bestärkt, die Bestehlungsideen entsprechen den aktuellen Erfahrungen.

Nachdem reichlich altes Geschirr, Teller, Tassen Kaffeekannen u. a. in den Schrank geräumt sind, hört das Sammeln und Horten innerhalb kurzer Zeit auf.

7.4 Erhalten von Bindung durch „Rooming-in" für Angehörige bei Demenz

Die Anwesenheit der engsten Bezugspersonen spendet Vertrauen und Sicherheit und stärkt damit die seelische Verfassung des Kranken. Im Fall eines Krankenhausaufenthaltes fördert sie die Krankheitsbewältigung und den Heilungsverlauf. Das gilt vor allem dann, wenn die Umwelt dem Kranken unbekannt erscheint und von ihm als bedrohlich empfunden wird. Diese Zusammenhänge leuchten unmittelbar ein. Kinderkrankenhäuser nutzen diese einleuchtenden Zusammenhänge schon seit rund 20 Jahren in Form des „Rooming-in" um die Bindungssicherheit in der fremden Situation zu stärken.

Bis zu den Akutkrankenhäusern scheinen die entsprechenden Erkenntnisse aber noch nicht vorgedrungen zu sein. Dabei spricht vieles dafür, auch Demenz-Kranke vom Prinzip des „Rooming-in" profitieren zu lassen. Neumann/Soller (1994) plädieren deshalb dafür, Angehörige von Demenz-Patienten nicht als „Störenfriede" im Stationsalltag zu betrachten, sondern sich auf die Besonderheiten bei der Organisation und Durchführung von Therapie und Pflege einzustellen.

Ein stationärer Aufenthalt in einem Krankenhaus, ein Ortwechsel aus anderen Gründen, ist immer mit einer Belastung verbunden. Ist die Orientierung und die Gedächtnisfunktion vorher noch gerade ausreichend gewesen, kann die neue Situation zum Zusammenbruch führen und akute Störungen verstärken oder auslösen. Im Fall eines stationären Krankenhausaufenthaltes konzentriert sich die pflegerische Aufmerksamkeit zunächst auf den akuten Einweisungsgrund (wie etwa einen Knochenbruch oder eine notwendige Operation), während die Demenz als Krankheitsbild weitgehend ignoriert wird. So mag es dann kommen, dass sich das akute Leiden zwar bessert, Gesamtbefinden und Gesamtzustand des Kranken sich aber nachhaltig verschlechtern. Dafür nennen Neumann/Soller verschieden Beispiele, die einen Klinikaufenthalt oft unnötig komplizieren:

- Manche Demenzkranke werden im Akutkrankenhaus vor allem deswegen inkontinent, weil sie sich in der fremden Umgebung nicht zurechtfinden.
- Das Krankenhauspersonal tendiert zur „Überpflege" bei Aktivitäten des täglichen Lebens. Unter anderem auf Grund von Zeitmangel werden dann stark verlangsamte Patienten routinemäßig gewaschen und angezogen, ohne auf die noch vorhandenen Kom-

petenzen zu achten, die dann in Gefahr geraten, verloren zu gehen.
- Angesichts der häufigen Verleugnung von Defiziten werden die verbliebenen Fähigkeiten von Personen mit Demenz überschätzt. So kann sich der Zustand solcher Patienten verschlimmern, da erwartet wird, dass sie allein essen und trinken können. Rasch tritt ein erheblicher Flüssigkeitsmangel auf, der die Verwirrtheit weiter verstärkt.

Ein Teil dieser Probleme lässt sich durch ein „Rooming-in" von Angehörigen mitunter vermeiden. Dieses wirkt nicht nur Verhaltensstörungen und Kompetenzverlusten des Kranken entgegen, sondern wirkt auch beruhigend und Sicherheit vermittelnd durch die Anwesenheit einer geschätzten Bindungsperson. Die Stärkung sichere Bindungsanteile durch eine wertschätzende und annehmende Bezugsperson ist besonders in kritischen Situationen sehr hilfreich und entlastend. Nicht zuletzt können Veränderungen der Kontrolle affektiver Impulse (Erregungszustände u. a.) vermindert werden, die aus Angst vor dem unbekannten Geschehen in einer fremden Umgebung auftreten. Wenn „Rooming-in" unter Kosten-Nutzen Aspekten betrachtet wird, scheint der Nutzen zu überwiegen: Angehörige können das Personal erheblich entlasten und Mitpatienten vor Störungen schützen. Natürlich wird nicht jeder Angehörige zu einem „Rooming-in" in der Lage und/oder bereit sein. Das Interesse daran dürfte jedoch zunehmen, wenn sich die Betreffenden bewusst machen, dass das Mitwirkung in Form eines „Rooming-in" für sie selbst von Vorteil ist. Es kann eine Dekompensation in einer neuen und fremden Umgebung verhindern und die Belastung in der Zeit nach dem Klinikaufenthalt vermindern. Da das Konzept noch wenig verbreitet ist, sollten bei der Umsetzung folgende Punkte beachtet werden:

- Der erste Schritt einer Zusammenarbeit mit Angehörigen besteht darin, diese als „Experten" für die Biografie des Demenz-Kranken anzusehen und ernst zu nehmen.
- Dann ist es wichtig, die Angehörigen möglichst genau über die Behandlungs- und Pflegeplanung zu informieren und ihre Bereitschaft zur Mithilfe zu erkunden.
- Schließlich ist es unerlässlich, die Aufgabenverteilung genau festzulegen. So beugt man Missverständnissen vor (auch in zeitlicher Hinsicht), die als Übergriffe fehlgedeutet werden könnten und so möglicherweise unnötige Spannungen erzeugen würden.

In einigen Heimen besteht inzwischen die Möglichkeit, Angehörige vorübergehend mit in einem 2-Bett Zimmer aufzunehmen. Dies ist in der ersten Zeit, abhängig von der persönlichen Verfassung und Bereitschaft der Angehörigen, durchaus sinnvoll. In einigen Kliniken, die das Angebot speziell auf die Arbeit mit Demenzkranken ausgerichtet haben, besteht ebenso die Möglichkeit des „Rooming-in", wie bei den zunehmenden Angeboten des gemeinsamen betreuten Urlaubs von Angehörigen und Kranken.

7.5 Bereitschaft zu helfen und helfen dürfen als bindungsstärkendes Konzept

Eine sichere Bindungsqualität zur primären Bezugsperson bedingt späteres autonomes Verhalten. Das Erleben von Autonomie prägt das Vertrauen in die eigene Fähigkeit zur Mobilisierung von Hilfe und Unterstützung. Gleichzeitig stellt auch die Bereitschaft zur Fürsorge für andere auf der Grundlage einer sicheren Bindung einen wesentlichen Aspekt autonomen Verhaltens dar.

Die Möglichkeit helfen zu können verstärkt die sicheren Bindungsanteile, auf deren Basis es leichter ist, sich auch selbst helfen zu lassen, da hier das Annehmen von Hilfe nicht als Schwäche erlebt wird. Das Selbstwertgefühl ist nicht primär an das Erbringen einer Leistung oder an Wohlverhalten gebunden.

Anderen helfen, heißt immer auch, etwas für sich selbst zu tun; die eigene Handlungsfähigkeit und die Wirksamkeit in einem positiven Kontakt zum Mitmenschen zu erleben. Durch helfen können steigen die Aussichten, dankbare Rückmeldung, Bestätigung und Lob zu erleben.

Als bindungsstärkendes Konzept ist das Helfen und Helfen-dürfen auch bei demenzkranken Personen mit großem Erfolg einsetzbar. Es fördert neben dem Kontakt auch die Kompetenz und stellt Verbindungen zur Biographie durch Handeln her. Die Vorteile werden in der folgenden Aufzählung dargestellt:

1. Die Aufmerksamkeit wird von der eigenen Person abgelenkt.
2. Die Übernahme von Rollenverpflichtungen verstärkt das Erleben der eigenen Wirksamkeit und wirken dem Gefühl der Nutzlosigkeit entgegen.

3. Steigert die Wahrnehmung eigener Kompetenzen und fördert die positive Selbsteinschätzung.
4. Positive Beeinflussung der Stimmung.
5. Verbesserung der sozialen Einbindung, Verminderung von Isolation und struktursuchendem Verhalten.

7.6 Bindung benötigt Orientierung in der Realität. Das Realitäts-Orientierungs-Training (ROT)

Die Stabilität und das Zurechtfinden in einer positiv strukturierten Umgebung ist eine Bedingung dafür, dass sich das Erleben von Sicherheit entwickeln kann. Dies geschieht, wenn die Umgebung übersichtlich und die Situationen für die Kranken vorhersagbar gestaltet werden. Das sind entscheidende Elemente zum Aufbau und Erhalt von Bindungssicherheit. Das Realitäts-Orientierungs-Training (ROT) ist ein Verfahren zur Förderung verschiedener geistiger und sozialer Fähigkeiten, das aus der praktischen Arbeit mit demenzkranken Personen entwickelt wurde. Es stellt eine grundlegende Sichtweise für den Umgang mit diesen Kranken dar. Die aktuelle Umgebung wird als ein Teil der Realität des Kranken anerkannt, in dem er sich zurechtfinden muss. Verbindende Elemente zwischen realer und verwirrter Realität stammen auf früheren Erfahrungen, aus Bindungserinnerungen und anderen Bausteinen des Altgedächtnisses. Die Verknüpfung der Gedächtnisinhalte mit entsprechenden emotionalen Reaktionen, ist an die Reaktivierung von Erlebnisinhalten, wie es aus anderen Konzepten bekannt ist, gebunden. Sich in der Gegenwart zurechtzufinden bedeutet ein großes Stück Autonomie, Kompetenz und Sicherheit.

Beim ROT handelt es sich nicht um eine neue Therapie, sondern um einen Ansatz zur angemessenen Förderung der Fähigkeiten und zum Umgang mit demenzkranken alten Menschen in der jeweiligen Umgebung (Realität). Vieles wird spontan von Pflegenden richtig eingesetzt. Das ROT gibt die Möglichkeit, diese Elemente systematisch und effektiver einzusetzen, ohne dass sich dadurch, wie oft befürchtet wird, die Arbeitsbelastung erhöht.

Da das ROT das am häufigsten in der aktivierenden Therapie Demenzkranker angewandte Verfahren ist, ist es theoretisch gut begründet und weit verbreitet. Ein wesentlicher Vorteil des ROT ist die leichte Erlernbarkeit und die vielfältigen Einsatzmöglichkeiten in Kliniken, in Heimen oder im häuslichen Umfeld. Der zentrale Ansatzpunkt des ROT ist die gezielte Förderung der zeitlichen, örtlichen und personellen Orientierung. Die personale Orientierung als wesentlicher Baustein der Identität wird auf vielfältige Weise gestärkt.

So kann z. B. die räumliche Orientierung, wie etwa das Finden des eigenen Zimmers, mit Hilfe des Altgedächtnisses über verschiedene Erinnerungselemente gleichzeitig verbessert werden: neben dem Anbringen des eigenen Namens in großen und gut lesbaren Buchstaben (evtl. auch des Mädchennamens bei verheirateten Frauen) und alten Bildern, sind die Verwendung von Farben, Formen, Symbole oder Zahlen weitere Möglichkeiten. Farbflächen sollten hell und die Symbole groß und eindeutig sein. Helles Licht ist immer eine Grundvoraussetzung für eine gute Wahrnehmung und die räumliche Orientierung.

Die Ziele des ROT sind im Einzelnen:

1. Verbesserung von Orientierung und Gedächtnis.
2. Erhaltung der persönlichen Identität.
3. Ermutigung zur Kommunikation.
4. Aufbau und Unterstützung sozialer Kontakte und Verstärkung sozialer Bindungen.
5. Verbesserung von Selbststeuerung und Sicherheit im Umfeld.

Die aktive Auseinandersetzung mit der Gegenwart wird verstärkt. Damit können auch veränderte oder verzerrte Sichtweisen, wie z.B. Identifikationsstörungen, teilweise so verändert werden, dass negative Emotionen reduziert werden. Auf dem Boden eines sicheren Gefühls werden unklar wahrgenommene und als beängstigend interpretierte Situationen in ein positiveres Licht gerückt. Damit werden Angst, Unsicherheit und Fehlinterpretationen vermindert.

7.7 Validation im Bindungskontext

Der Begriff Validation lässt sich definieren als Bestätigung und Anerkennung der Erlebnisweisen des Kranken und der Gefühlswelt des Kranken als seine Realität. Das bedeutet die unbedingte Wertschätzung und Akzeptanz der Welt, in der sich der Demenzkranke aufhält. Es ist nicht die Außensicht, sondern die Perspektive des kranken Menschen gefragt. Erinnerungen, Emotionen und Phantasien gehen eine Verbindung ein, die im Erleben des Kranken zu seiner aktuellen Realität werden. Alle Formen der Erinnerung (z. B. an Personen, Orte, Gefühle und Körperwahrnehmungen) werden nur im Bezug zum aktuellen Erleben erfahren. Damit bekommt jedes Verhalten, jede Äußerung, so sonderbar sie auch erscheinen mögen, eine Bedeutung. Rationales Denken und Erinnern sind dabei nicht notwendig. Aus der Lebensgeschichte tauchen immer wieder die Fragen nach früheren Bindungspersonen, wie nach den Eltern, auf. In der Validation wird nur auf die gefühlsmäßige Bedeutung der Eltern eingegangen, etwa auf den Wunsch, dass die Mutter jetzt hier sein sollte.

Bei der Entschlüsselung und Veränderung von Verhaltensauffälligkeiten kann die Reaktivierung von biographischem Wissen hilfreich sein.

Das von Richard (2001) um den Aspekt der Integration erweiterte Validationskonzept von Naomi Feil, will neben Anerkennung und Bestätigung der Gefühlswelt auch den konkreten Umweltbezug herstellen. Dabei ist ein Blick auf die Ressourcen wesentlich, die zur Integration hilfreich sind. Damit wird die integrative Validation eine Form des wertschätzenden Umgehens und der Kommunikation, die die Ressourcen des demenzerkrankten Menschen in den Vordergrund stellt. Die Grundlage des Kontaktes zum demenzerkrankten Menschen besteht darin, ein ernstnehmendes und vertrauensvolles Klima zu schaffen.

Die Aktivierung dieser Ressourcen und ihre Einbindung in den Betreuungs- und Pflegeprozess fördert die Selbständigkeit der erkrankten Menschen, lässt ihre persönliche Innenstruktur lebendig werden und vermeidet Gefühle der Wirkungslosigkeit. Zudem fördert die ressourcenorientierte Perspektive die Wahrnehmungs- und Beobachtungsfähigkeit, die Neugier und Motiviertheit des Teams sowie die Möglichkeiten, den Menschen in seiner Ganzheit gelten zu lassen.

Die integrative Validation greift auf Ressourcen der Lebenseinstellungen und des unmittelbaren Ausdruck von Emotionen zurück. So können sich persönliche Motivationen und erhaltenes Bewusstsein von individuellen und gesellschaftlichen Normen (oft generationsspezifisch), wieder finden. Diese drücken sich häufig in Einstellungen zum Ordnungssinn, Pflichtbewusstsein oder der Fürsorglichkeit aus. Dazu zählt auch die Fähigkeit, die momentane Befindlichkeit ausdrücken zu können, auf Personen und Umwelterfahrungen spontan und echt reagieren zu können, sowie sich im Erleben der Gefühle an unmittelbaren Erfahrungen der Ratlosigkeit, des Ärgers oder der Angst zu orientieren.

Bei den genannten Ressourcen finden sich Bezüge zu den inneren Bindungsmustern, die auf der Basis einer sicheren Bindung den validierenden Zugang erleichtern. Auch schwierige Bindungskonstellationen können unter der Perspektive der Validation besser integriert werden.

Die Bedeutung von Verhaltensweisen als direkter Ausdruck der Suche nach Bindungssicherheit zu verstehen, ist hilfreich. Der direkte Zugang ist das Gewähren einer sicheren Basis durch eine Bindungsperson, der indirekte der validierende Zugang über die o.g. Ressourcen.

7.8 Dementia Care Mapping (DCM)

Dementia Care Mapping ist ein Beobachtungsverfahren, um das relative Wohlbefinden von Personen mit Demenz detailliert darzustellen, um dadurch Rückschlüsse auf die personale Qualität der Pflege ziehen zu können.

Es geht darum, die Qualität der Versorgung aus der Perspektive der pflegebedürftigen Person zu ermitteln. Einziger Maßstab ist dabei das Wohlbefinden des Kranken. Dazu benötigt ein Mensch mit Demenz nach Tom Kitwood (2000) andere Menschen, um sich selbst als Person zu erfahren. Für Kitwood hängt das Wohlbefinden von Menschen mit Demenz wesentlich von der Qualität der Pflegebeziehung ab.

Die Grundannahme lautet: „Je positiver sich Beziehung und Umfeld für den Betroffenen gestalten, desto mehr kann der krankhafte Prozess personell aufgefangen werden. Dies kann den Krankheitsprozess nicht aufhalten, aber wesentlich prägen.“ Aus dieser Grundannahme formulierte Kitwood seine Leitsätze der „personen-zentrierten“ Pflege:

- Identität und Einzigartigkeit jedes Menschen in seiner Biografie sehen:
- jeder Lebensabschnitt hinterlässt Spuren,
- jeder Mensch ist wertvoll.
- Gegenwärtige Fähigkeiten nutzen, dabei aktuelle Bedürfnisse, Vorlieben und Wünsche berücksichtigen.

- Gefühle validieren und stärken, sie durch Spiegelung wertschätzen und würdigen.
- Miteinbeziehen in Tätigkeiten und Spiel. Nicht nur mit funktionalen Anliegen auf den Demenzkranken zugehen sondern auch sinnhafte Angebote machen zum Riechen, Hören, Sehen, Schmecken, Tasten und Fühlen. Alles was getan wird, soll mit dem Kranken – nicht für ihn gemacht werden.
- Jedes Verhalten als bedeutsam würdigen, jede Verhaltenweise ist ein Angebot zur Kommunikation, jede Kommunikation ist zu würdigen.

Kitwood entwickelte ein diagnostisches System, in dem Wohlbefinden beobachtet und gemessen werden sollte. Im Verlauf umfassender Verhaltensbeobachtungen und der Entwicklung des Dementia-Care-Mappings als Beobachtungsmethode, wurden von Kitwood 12 Hauptindikatoren des Wohlbefindens und sieben Hauptindikatoren des Unwohlseins beschrieben. Diese Indikatoren sind direkt beobachtbar, wobei „Beobachtung" die gewissenhafte Aufmerksamkeit in Bezug auf alle Äußerungen und Verhaltensweisen der Menschen umfasst. Die nonverbale Kommunikation bedarf der besonders feinfühligen Beobachtung. Zum Zweck der detaillierten Arbeit mit Individuen wurden diese Indikatoren so definiert, dass sie beschreibbar werden. Im DCM stellen sie das hauptsächliche Instrument dar, anhand dessen ein kontinuierlich fortlaufende Beobachtung und Erfassung des psychologischen Zustandes einer Person durchgeführt wird. Die Indikatoren des Wohlergehens nach Kitwood lauten:

- Wünsche nachdrücklich zum Ausdruck bringen und in einer akzeptablen Weise geltend machen,
- körperliche Entspannung und Erholung erleben können,
- empfänglich sein für die emotionalen Bedürfnisse Anderer,
- Humor zeigen,
- kreativer Selbstausdruck (z. B. Singen, Tanzen oder Malen),
- an einigen Aspekten des täglichen Lebens Vergnügen haben,
- Hilfsbereitschaft zeigen,
- aktives Aufnehmen von Sozialkontakten,
- Zuneigung ausdrücken können,
- Selbstrespekt zu zeigen (sich über Hygiene, Sauberkeit und Erscheinung Gedanken machen),
- positive und negative Emotionen auszudrücken,
- andere Personen anzunehmen, die auch an Demenz leiden.

Diese Fähigkeiten charakterisieren eine ideale Person, die auf der Basis einer guten psychischen Verfassung, ohne wesentliche psychische Störung, auf die genannten Ausdrucksweisen zurückgreifen kann. Hinweise für Unwohlsein zeigen sich in:

- von der Umwelt nicht beachteter Trauer und Kummer,
- nachhaltigem Ärger,
- Angst,
- Langeweile,
- Apathie und Rückzug,
- Verzweiflung,
- physischem Unbehagen und Schmerzen.

Der Bezug zur Bindung wird in einigen Leitsätzen deutlich und bestimmt die Qualität der Pflege. Nicht alle Äußerungen von Unwohlsein lassen auf eine schlechte Qualität der Pflege schließen. Berücksichtigt werden müssen auch die verschiedenen Formen von bindungssuchendem Verhalten, die als notwendige Regulation von Nähe und Distanz benötigt werden. In Abhängigkeit vom Bindungstyp können abweisende Verhaltensweisen auch vorübergehend stabilisierend wirken und paradoxerweise das Wohlbefinden durch Minderung von Angst verbessern. Darüber hinaus sind zahlreiche körperliche und die häufigen psychischen Störungen nicht unbedingt auf Pflegemängel zurückzuführen.

7.9 Selbst-Erhaltungs-Therapie (SET)

Das Selbst kann definiert werden als ein inneres Bild von sich selbst. Diese Bild enthält Informationen über die eigene Person, die Lebensgeschichte und die Umgebung.

Das Selbst wiederum ist Baustein der Identität und des Selbstwertgefühls, die von den Erfahrungen in Beziehungen, der Bewältigung von Anforderungen und Erleben von Erfolgen getragen werden.

Dies ermöglicht es, sich auch vorausschauend zu orientieren, Entwicklungen von Situationen vorzusehen und die notwendigen Entscheidungen zu fällen.

Hier ist bereits eine enge Verbindung zum Bindungskonzept zu erkennen. Nur durch ein positives inneres Arbeitsmodell entsteht auch das Bewusstsein, selbst wirksam und steuernd eingreifen zu können. Auf der Basis einer sicheren Bindung entsteht das dazu notwendige

Tabelle 11: Anteile des Selbst

Anteile	Ausdrucksformen
Selbstwissen, d. h. Wahrnehmung der eignen Person, der Identität und des roten Fadens der Lebensgeschichte.	Ich kenne meinen Namen, alles was ich erlebt habe gehört zu mir in verschiedenen Zeiten meines Lebens, ich habe mich verändert und bin doch derselbe geblieben.
Wissen um seine Wurzeln.	Ich weiß, wo ich geboren und aufgewachsen bin, ich kenne meine Eltern und Geschwister.
Vertrauen in die eigene Wirksamkeit.	Die Dinge werden sich für mich so entwickeln, dass ich sie überschauen kann und mit meinen Möglichkeiten zum Guten beeinflussen kann.

Selbstbewusstsein, sich als effektiv und die Situation kontrollierend wahrzunehmen. Das Selbst ist ein dynamisches System, das sich im Laufe des Lebens formt. Das Selbst setzt sich aus mehren Mosaiksteinen zusammen (vgl. Tabelle 11).

Das Wissen um das eigene Selbst in Vergangenheit und Gegenwart bilden den Identitätskern einer Person.

Romero (1997)betont, dass Erfahrungen, die das Selbst verletzen oder schwächen – z. B. durch entscheidende Veränderungen in selbstbezogenen Bereichen – besonders starke negative Gefühle der Angst, Scham, Aggression oder Depression hervorrufen können. Es entsteht schließlich ein Gefühl der Ausweglosigkeit und Verzweiflung.

Es kann erwartet werden, dass ein längeres Erhalten des Selbst diesem psychischen Leiden entgegenwirkt. Die Selbst-Erhaltungs-Therapie zielt direkter auf die Demenzerkrankung ab als die bisher genannten Verfahren. Sie kann als Trainingsverfahren aufgefasst werden, das das längere Erhaltenbleiben der Persönlichkeit anstrebt, die durch vier Prozesse gefährdet wird:

- Die Verletzung der personalen Kontinuität.
- Erlebnisarmut, Reizmangel, Kontaktarmut.
- Veränderungen der Persönlichkeit und des Gefühlslebens.
- Verlust von Erinnerungen und Wissen von sich selbst.

Die Therapie knüpft gezielt an individuell noch erhaltene Kompetenzen an und ermöglicht so Erfolgserlebnisse.

7.10 Snoezelen – ein Konzept der basalen Stimulation und zur Entspannung

Snoezelen als Pflegemethode stammt aus Holland und war ursprünglich ein Freizeitangebot für schwerst- und mehrfachbehinderte Menschen. Das Wort „Snoezelen" ist ein Kunstwort aus dem Niederländischen und setzt sich aus dem Verb „snuffelen" (schnüffeln) und „doezelen" (dösen) zusammen. „Snuffelen" beschreibt den Anteil der Sinnlichkeit im Erleben und „Doezelen" drückt Entspannung und emotionale Geborgenheit aus.

Das Konzept geht von einer ganzheitlichen Sichtweise aus, um Personen mit Demenz oder vergleichbaren Beeinträchtigungen angenehme Empfindungen zu bereiten, verbunden mit positiven Gefühlen. Das Erleben einer sicheren und sanft stimulierenden Umgebung (wie in der primären sicheren Bindungssituation), ist ein sehr effektiver Weg zur Beruhigung und Entspannung.

Snoezelen soll alle Sinne sanft stimulieren und aktivieren. Es werden nicht alle Sinne zugleich angesprochen, sondern einzelne Sinneswahrnehmungen, wie z. B. Tasten, Sehen oder Geruch jeweils gezielt beeinflusst. Die Empfindungen entstehen unmittelbar, können sich sekundär mit gespeicherten Erfahrungen des Körpers oder bewusstgewordenen Erinnerungen verknüpfen. Es wird an die sinnliche Wahrnehmung mit Hilfe von Licht, Geräuschen, Gerüchen, Körperempfindungen und Musik angeknüpft.

Snoezelen findet in speziell dafür eingerichteten Räumen statt. Sie sollen eine freundliche, helle und harmonische Atmosphäre vermitteln, in der sich der Kranke wohlfühlen und entspannen kann. Dazu tragen entsprechende Wandverkleidungen (Wandbehänge), Beleuchtung durch sanftes pastellfarbenes Licht, durch Berührungsstimulationen (Tastbretter), angenehme Gerüche (z. B. ätherische Öle), sanfte Musik oder Naturgeräusche oder Instrumente bei. Ebenso kann eine Vielzahl weiterer, zur Entspannung und Beruhigung beitragende

Elemente, z. B. ein Wasserbett, eingesetzt werden. Das Wasserbett bietet einen angenehmen Zugang zu Empfindungen des Schaukelns und Wiegens. Die eingesetzten Materialien sind Hilfsmittel zum Erleben angenehmer und lustvoller Sinneswahrnehmungen, die sonst im Alltag nicht verfügbar sind.

Durch die Sinneserfahrungen, die in die „Tiefe" gehen, werden besonders Personen angesprochen und erreicht, die an eingeschränkten Leistungen des Gedächtnisses, der Orientierung und des logischen Denkens leiden. Der Kranke selbst kann steuern, welche Reize er als angenehm empfindet und mit welchen er sich weiter beschäftigen möchte. Dabei ist es günstig, die Anregung herauszufinden und bevorzugt anzubieten, die einen beruhigenden und entspannenden Effekt ausübt. Daher sollte während der Anwesenheit in Snoezel-Räumen (Dauer höchstens 60 Minuten), das Verhalten, z. B. Reaktionen, Vorlieben und Abneigungen des Betroffenen, von den anwesenden Pflegepersonen beobachtet und in einem Beobachtungsbogen in der Pflegedokumentation festgehalten werden. Die Erfahrungen der Beruhigung und Entspannung (z. B. mit bestimmter Musik, Lichteffekten, weichen Utensilien, Schmusetieren) können auf den Pflegeprozess übertragen werden.

Nach der Anwesenheit im Snoezelen Raum fühlt sich der kranke Mensch entspannt und gleichzeitig belebt – dies ist eine gute Ausgangsbasis für weitere Kommunikation mit Angehörigen oder Pflegepersonal.

Die Verbindung von Snoezelen und anderen therapeutischen Anwendungen, wie z. B. Logopädie oder Krankengymnastik ist möglich. Nach einer logopädischen Behandlung kann der Kranke im Snoezel-Raum Entspannung finden. Bei der Krankengymnastik ist es umgekehrt, durch eine vorherige Snoezelrunde werden die Betroffenen psychisch entspannt – und dies ist eine gute Vorraussetzung für die anschließende körperliche Lockerung.

Die Erfahrungen mit dem Snoezelen zeigen, dass die Arbeitszufriedenheit beim Pflegepersonal steigt, weil sie einen besseren Zugang zu den Kranken finden; weil von ihnen „etwas zurückkommt". Die Entspannung und Beruhigung trägt durch die Verminderung von Unruhe auch zur Verbesserung des Stationsklimas bei. Die Pflegenden müssen allerdings bereit sein, sich auf neue Erfahrungen der Sinnesaktivierung, an denen sie auch durch emotionale und angemessene körperliche Nähe selbst beteiligt sind, einzulassen. Der Aufenthalt in Snoezel-Räumen kann für einige Demenzerkrankte nicht geeignet sein. Das Liegen auf dem Wasserbett, die Konfrontation mit unbekannten Geräuschen oder Gerüchen können in einigen Fällen Angst und Unruhe verstärken. Bei der Einrichtung ist außerdem darauf zu achten, dass es zu keiner Reizüberflutung kommt. Reflektoren, bewegliche Lichter, starke Farbkontraste u. a. bringen die gleichmäßige Anregung möglichst mehrer Sinnesqualitäten aus dem Gleichgewicht – die Teilnehmer werden unruhiger und sind überfordert. Snoezelen ist nur dann sinnvoll, wenn tatsächlich Entspannung erreicht wird.

8 Eigene Bindungsressourcen der Pflegenden

Wenn die Untersuchungen über Bindungswechselwirkungen aus der Familie auf die Konstellation im Pflegeheim übertragen wird, kann davon ausgegangen werden, dass auch die Bindungsgeschichte der Pflegepersonen den Umgang mit dem Kranken beeinflusst. Die günstigste Bedingung ist, wenn eine sicher gebundene Pflegeperson auf einen sicher gebundenen Bewohner (Kranken) trifft. Das Geben und Aushalten von Nähe, gegenseitiger Respekt vor Grenzüberschreitungen und die Wechselseitigkeit von Zuwendung und Dankbarkeit sind stabilisierend für beide Personen und stärken die Zufriedenheit in der Pflegebeziehung. Die Kriterien für eine einfühlsame Bindungsperson können entsprechend auf die Pflegeperson übertragen werden, das Verhalten ist vorhersehbar, angemessen und einfühlsam.

Die größten Probleme haben Pflegepersonen, die selbst ein überwiegend unsicher-ängstliches Bindungsmuster verinnerlicht haben. Hier steht die Angst, etwas falsch zu machen und den Anforderungen nicht gerecht zu werden, im Vordergrund. Oft entstehen Schuldgefühle, die auch nach Feierabend weiterhin quälend erlebt werden. Trifft diese Pflegeperson auf einen Kranken, der selbst ein unsicher-ängstliches und anklammerndes Verhalten zeigt, kann die gegenseitige Verstrickung zwischen Anspruch und Enttäuschung, Anklammerung und Überforderung zu Grenzüberschreitungen bis zur Gewaltanwendung führen. Hilflosigkeit, regressive Forderungen und Unsicherheit der pflegebedürftigen Personen, mit der Folge verstärkt notwendiger Zuwendung und Hilfe, führen in einer Spirale von Anklammerung und Rückweisung bis zur Verstrickung in hilfloser Gewalt. Wird bindungssuchendes Verhalten durch Abweisung, strenge Reglementierung oder Bevormundung beantwortet, besteht die Gefahr, mit den Kranken wie mit ungezogenen Kindern umzugehen.

Über 60% der Pflegepersonen, die selbst an Grenzüberschreitungen bis zur Misshandlung beteiligt waren, meinten bei einer Befragung: „Pflegeheimbewohner sind wie Kinder, von Zeit zu Zeit müssen sie zur Ordnung gerufen werden."

Eigene Erfahrungen mit Missachtung und Gewalt in der Familie und Konflikte aus der eigenen Lebensgeschichte, können in der Beziehung zum alten Menschen wieder aktiviert werden. Negative Eltern-Kind Übertragung oder ihre Umkehrung, sind hier die wesentlichen Risikofaktoren. Ein Beispiel aus der Supervisionstätigkeit in einem Altenheim kann dies in einigen Aspekten veranschaulichen:

Eine 30-jährige Altenpflegerin berichtet über einen schwierigen Bewohner, einen 75-jährigen Mann, der ständig klingelt. Mit allem, was sie mache, sei er unzufrieden und nur nörgelig. Eigentlich könne er noch einiges selbst, lasse aber alles von ihr machen. „Mach das Fenster zu – mach das Fenster auf – stell das Kopfende höher – nein wieder tiefer" usw. Sie habe den Eindruck, er verhalte sich absichtlich so, um sie zu schikanieren. Bei anderen Pflegepersonen würde er sich nicht so fordernd verhalten.

Eines Tages, als er wieder geklingelt habe und sie kritisierte, hätte sie am liebsten zugeschlagen – erschrocken sei sie aus dem Zimmer gelaufen.

In der Supervision wird ihr deutlich, dass sie plötzlich das Ebenbild ihres eigenen Vater in dem Bett gesehen habe, der sie schikaniert und auch geschlagen habe. Mühsam habe sie sich von ihm gelöst – sei zeitweise depressiv gewesen. Das alles sei plötzlich wieder da gewesen.

Pflegepersonen mit einem hohen Anteil unsicher-vermeidender Bindung erscheinen oft sachkompetent und haben „alles im Griff". Sie betonen die Selbständigkeit des Kranken mit dem Risiko, der Überforderung und der Nichtwahrnehmung der eigentlichen Bedürftigkeit des Kranken. Durch Abwertung des Kranken wird Distanz hergestellt, sein Bedürfnis nach Nähe wird als lästig und zu anspruchsvoll empfunden. Der Kranke muss sein bindungssuchendes Verhalten verstärken und verstärkt dadurch die Belastung für die Mitbewohner und das gesamte Pflegeteam. Die Integration einer stark vermeidenden Pflegekraft ins Team wird dadurch problematisch.

Wegen der Bedeutung im Alltag soll hier auf die Rolle der unsicher-verstrickten Bindung und das Syndrom der Überforderung bis zum Burn-out eingegangen werden. Diese Entwicklung ist auch unter dem Begriff des Helfersyndroms (Schmidbauer 1977) bekannt geworden. Anfällig sind Personen, die einen hohen Anspruch an sich selbst haben und die sich überdurchschnittlich verantwortlich fühlen. Geraten die eigenen Bedürfnisse mit denen des zu Versorgenden in Konflikt, entstehen heftige Schuldgefühle, die dazu führen, die eigenen Ansprüche weiter zurückzunehmen oder schon vorbeugend gar nicht mehr zulassen zu können. Das Ganze wird geschützt durch eine starre soziale Fassade. Eigene Schwächen und Hilfsbedürftigkeit werden verleugnet. Die Unfähigkeit, eigene Gefühle und Bedürfnisse zu äußern, verbunden mit einer scheinbar unangreifbaren Fassade psychosozialen Engagements, wird zur charakterisierenden Persönlichkeitseigenschaft. Die Entstehung solcher Persönlichkeitszüge wird in frühen Bindungserfahrungen gesehen. In der Entwicklungsphase, in der die Beziehung zu den Eltern durch Nähe und Abhängigkeit charakterisiert ist, bewirkt die Erfahrung, nur für Leistungen und gehorsame Anpassung und nicht um seiner selbst willen geliebt zu werden, eine tiefe Destabilisierung des Selbstwertgefühls. Die emotionale Verarbeitung dieser Konfliktsituation wird durch die besonders starre Identifikation mit den anspruchsvollen elterlichen Normen versucht.

Situationen, die Nähe und eigene Abhängigkeit bedeuten, wird eine Person mit diesen Erfahrungen wegen der Angst vor Zurückweisung, vor Schwäche und Abhängigkeit zu vermeiden suchen. Es entsteht nach innen und außen ein Idealbild einer sich aufopfernden Persönlichkeit.

Die auf das Helfen angewiesene Person versucht andere so zu behandeln, wie er selbst gerne behandelt werden möchte, ohne es sich offen eingestehen zu können. Es werden dementsprechend gehäuft Kontakte gesucht (bedeutungsvoll auch für die Berufswahl) zu hilfsbedürftigen Menschen, deren einseitige Abhängigkeit ein „Ausleben" des Helfermotivs gewährleistet. Die Zuwendung zum Kranken erfolgt dabei überwiegend nur auf der Ebene der Pflege- und Hilfeleistungen und nicht auf der persönlichen emotional stärkenden Ebene. Bindungsbedürfnisse und bindungssuchendes Verhalten der Pflegebedürftigen werden mit Überbehütung und Kontrolle zugedeckt.

In stark reglementierten Heimen werden diese Verhaltenweisen durch die Institution gefördert. Es wird eine Anpassung des Bewohners an die Abläufe in der Einrichtung erzwungen. Die Bewohner werden passiv, brav, affektiv verarmt und angepasst. Sie folgen den starren Regeln, regredieren, betteln um kleine Vergünstigungen und freuen sich über die begrenzte Anerkennung, die für die Rolle als „guter Bewohner" abfällt. Zugleich vermitteln sie in ihrer Hilflosigkeit und Passivität den Helfern ein Gefühl von Unentbehrlichkeit (und Macht).

Auch zu den Kollegen – wegen ihres hinter der Fassade steckenden Mangels an Einfühlungsvermögen und der Unfähigkeit zum Eingehen echter gegenseitiger Beziehungen und zur Teamarbeit – können Konflikte entstehen (Schmidbauer). Verdeckte oder offene Aggressionen gegen „störende" Angehörige oder gegen Kollegen kanalisieren aggressive Impulse, die auch dem Kranken gegenüber bestehen, dort aber nicht erlebt werden dürfen, um das Selbstbild des „guten Helfers" nicht zu gefährden.

Besondere Bestätigung erfahren die von Helfen abhängig gewordenen Personen, wenn sie zur wichtigsten Bezugsperson im Leben des Kranken werden. Zur Sicherung dieses Bedürfnisses werden rationale Notwendigkeiten des Pflegeablaufes durch unflexible Vorgaben usw. vorgeschoben, damit Angehörige oder Kollegen den alleinigen Anspruch auf Dankbarkeit von Seiten des Patienten nicht gefährden. Trotzdem leiden diese Pflegepersonen unter dem Gefühl, schlechter als die Kollegen wegzukommen, das alles an ihnen hängen bleibe. Sie fühlen sich als Person abgelehnt und nur auf Grund von Leistungen akzeptiert.

Daraus entwickelt sich eine Neigung zu misstrauischem, neidischem bzw. eifersüchtigem Verhalten gegenüber Kollegen. Eifersüchtig wird darüber gewacht, dass kein anderer „ihrem Pflegling" zu nahe kommt. Kranke können sogar gegen die eigenen Kollegen aufgestachelt oder Kollegen bei Fehlern bloßgestellt werden.

Eine Verstärkung erfolgt durch strenge, überfordernde Normen im Sinne der klassischen Rollenerwartungen an Pflegeberufe. Die Forderung nach ständiger Einsatzbereitschaft, gleichmäßiger Freundlichkeit gegenüber allen zu betreuenden Menschen, nach fehlerfreiem Arbeiten und das damit verbundene Idealbild einer Pflegekraft, sind kaum in der Realität umzusetzen. Eine Verminderung des Helfersyndrom-Verhaltens kann durch Aufarbeitung der emotionalen Herausforderungen, wie sie sich in jeder Helfertätigkeit ergeben (z. B. Aggressionen gegenüber alten Menschen, sich von Kolleginnen zurückgestoßen fühlen, Erleben von Trauer und von Hilflosigkeit) erfolgen.

Durch die Beachtung der Wechselseitigkeit von Bindungsprozessen in der Pflege ergeben sich neue Perspektiven und ermöglichen die Eröffnung von Bindungschancen, die vorher verschlossen waren.

Im idealen Fall muss die Pflegeperson ungehindert auf ihrer eigenen Ressourcen zurückgreifen können – diese müssen gestärkt und entwickelt werden. Immer ist auch der Bezug zur eigenen Person und zur eigenen Entwicklung gegeben.

Die sicheren Bindungsanteile der Pflegenden müssen so herausgearbeitet und gestärkt werden, dass die psychischen Belastungen in der Pflege auf dieser Basis besser bewältigt werden können.

Mit qualifizierenden und unterstützenden Maßnahmen, wie Fallbesprechungen unter besonderen Aspekten oder Teamsupervision, können diese Chancen genutzt werden.

Wichtig ist dabei, dass in der Einrichtung eine Identifikation mit dem Leitbild und den personenbezogen Zielen der Pflege möglich wird. Der Leitung kommt hier bei der Mitarbeiterführung eine große Verantwortung, aber auch ein große Chance zu.

Wenn die durchaus positiven Aspekte des Helfens von der primären Bedürftigkeit des Helfers abgelöst werden können, wird das Engagement und die sachbezogenen Kompetenz durch die fachkompetente sozio-emotionale Kompetenz ergänzt.

Die Ausbildung, die Weiterbildung und die andauernde berufsbegleitende Beratung durch Supervision, sollten die Grundlagen von Bindung, die Motivationen des Helfens und die Erkennung der persönlichen Risikofaktoren für Überforderung, Erschöpfung und Beziehungsstörungen einbeziehen.

Zu den Lernzielen gehört daher das Erkennen solcher emotionalen Herausforderungen durch Verbesserung der sozialen Wahrnehmung. Das Fachwissens kann durch konkrete Selbsterfahrung mit Hilfe von Rollenspielen, gruppendynamische Übungen und andere kreativ-spielerische Methoden ergänzt werden. Die Bereitschaft der Mitarbeiter/innen und das Angebot für eine praxisbegleitende Supervision über die gesamte berufliche Tätigkeit hinweg müssen sich entsprechen.

Eigene Bindungsbedürfnisse von denen des Kranken trennen zu können – ein Aspekt des Helfersyndroms – mein nichts Anderes, als Grunderfahrungen der Sehnsucht nach Nähe, Zuwendung und Anerkennung, gebraucht werden, helfen dürfen u. a. durch Bindung mit Hilfe eines Pflegebedürftigen nachzuholen.

Von Bedeutung ist hier auch der Hinweis von Bruder (1993), dass gerade bei den Töchtern diejenige, die früher die Liebe des nun zu pflegenden Elternteils vermisst hat, sich besonders aufopfert – die Zuwendung, die sie sich unbewusst erhofft jedoch nicht erhält und so ein weiteres Mal enttäuscht wird. Das früher erfahrene Muster, sich selbst die Schuld dafür zuzuschreiben, stabilisiert diesen Teufelskreis der Verstrickung.

Diese Muster werden grundsätzlich auch in professionellen Pflegebeziehungen wirksam, wenn eine positive Distanz zum Pflegenden durch Überidentifizierung, Sinnentleerung, Überforderung und ungünstige Rahmenbedingungen verloren geht.

Willi (1975) betont die gegenseitigen Aspekte des Helfens, woran auch der Pflegebedürftige beteiligt ist. Durch die Betonung von Abhängigkeit und den entsprechenden Erwartungen an die pflegende Person, kann diese aus der (verstrickten) Helferrolle nicht mehr entkommen. Abhängigkeit und Hilflosigkeit verstärken sich gegenseitig. Im Zentrum dieser Beziehung steht die Fürsorge, das Pflegen und Nähren des Anderen. Es kann die unausgesprochene Erwartung entstehen, dass die Hilfsbereitschaft des einen unerschöpflich und frei von Ansprüchen auf Gegenleistung ist, und der Hilfsbedürftige von allen Ansprüchen zur Selbsthilfe verschont werden muss.

Aus dieser Grundannahme entwickelt sich der Beziehungskonflikt, wenn in der Pflegebeziehung (oder einer anderen Zweierbeziehung) dieses Muster, das in einer früheren Phase der Entwicklung prägend war, erneut aktualisiert wird.

Die aufopfernde Pflege stillt letztlich das eigene Bedürfnis des Pflegenden danach, gepflegt und genährt zu werden. Dies verhindert eine Abgrenzung auf der Erwachsenenebene, erzeugt Aggression und Wut, die von heftigen Schuldgefühlen begleitet werden.

9 Aufgaben für die Zukunft

9.1 Fragen an die Forschung

Wie Strauss (2002) im aktuellen Überblick zur klinischen Bindungsforschung darstellt, hat sich die Bindungsperspektive einen festen Platz in den verschiedenen psychotherapeutischen Richtungen erworben. Er gibt einen Überblick über alle wesentlichen Aspekte der Bindungsforschung unter Einbeziehung aller aktuell mit dem Thema befassten Wissenschaftler. Insbesondere die Psychoanalyse, die kognitive Verhaltenstherapie und die klientenzentrierte Gesprächspsychotherapie haben die Bindungsansätze mit großem Gewinn integriert. Zunächst für das Kindes- und Jugendalter und in den letzten Jahren auch für das Erwachsenenalter. Es liegen Fallberichte und kontrollierte Studien für verschiedene Störungen und verschiedene Gruppen von Patienten/innen vor. Ein ausführliches Literaturverzeichnis dazu findet sich bei Strauß.

Erstaunlicherweise gibt es kaum Untersuchungen, die sich mit dem höheren Lebensalter oder mit den Aspekten von Bindung bei den typischen Krankheitsbildern im Alter beschäftigen.

Es treten weitere Fragen auf, wenn die Spanne des höheren Lebensalters und die Bindungsprozesse bei chronischen Erkrankungen, insbesondere bei Demenz, in die Bindungsforschung miteinbezogen werden. Die Fragen betreffen die Stabilität von Bindungsressourcen oder die Beziehung der Bindungstypen zur Veränderung von Persönlichkeitsfaktoren im Alter. Welchen Nutzen hat die Einteilung der Bindungstypen in der Arbeit mit älteren Menschen? Wie hoch ist die Spezifität von Bindungstypen, wenn regressive Einflüsse, wie bei der Demenz, überwiegen?

Sehr wenig ist bisher über die Arbeit mit dem Bindungskonzept in der Altenpflege bekannt. Durch eine veränderte Sichtweise, durch einen anderen Blick auf Altbekanntes, könnten die Perspektiven für die Arbeit und Ausbildung in der Altenpflege erweitert werden. Konzepte, wie das der Bezugspflege, können von dem Bindungsansatz profitieren und in der Wirksamkeit weiter verstärkt werden. Das Miterleben der Zufriedenheit und Beruhigung von Bewohnern/innen, die sich sicher und geborgen fühlen, ist auch für die Pflegenden motivierend und steigert die Arbeitszufriedenheit mit den bekannten positiven Auswirkungen auf das Arbeitsklima, den Krankenstand und die Fluktuation.

9.2 Präventive Biographiearbeit – die Arche vor der Flut bauen

Die Vorbereitung auf das eigene Altwerden und Altsein wird eingeleitet durch verschiedenen Fragen:

„Wie möchte ich im Alter leben?"

„Welche Lebensform ist angesichts der zunehmenden ‚Versingelung' für mich angemessen?"

„Welche Ansprüche an Lebensqualität, Mobilität, Qualität der Beziehungen und Kontakte und an die gesundheitliche Versorgung im Alter stelle ich?"

Die demographischen Veränderungen zeigen, dass auch der Einzelne diesen Fragen nicht mehr ausweichen kann, will er nicht das Risiko von Abhängigkeit, Fremdbestimmung und Altersarmut bei zunehmendem Rückbau solidarischer Systeme eingehen. Vorsorge ist das aktuelle und vordringliche Thema.

Kaum jemand beschäftigt sich jedoch mit der Frage, wie das sein wird, wenn er/sie zu den 10–20% der Personen über 65 Jahre gehört, die an einer Demenz erkranken. Inzwischen ist abzusehen, dass man nicht mehr darauf vertrauen kann, in dieser Situation die richtigen hilfreichen Personen zur Verfügung zu haben, die Versorgung und Pflege übernehmen. Ebenso sind die Grundbedürfnisse nach Bindung, also nach Nähe, Schutz und Sicherheit, nur dann gewährleistet, wenn eine entsprechende Unterstützung durch Familie, Freunde und Bekannte gepflegt wurde und vorhanden ist. Dafür zu sorgen, ist eine vordringliche Aufgabe.

Die Personen, von denen Unterstützung erwartet wird, müssten die wesentlichen Informationen über die Person, ihre Lebensgeschichte und die Erfahrungen mit früheren Bindungspersonen erhalten, um einfühlsam und verstehend handeln zu können. Dort, wo die Bedeutung dieser Bindungspersonen in die Lebensplanung eingehen kann, ergeben sich verschiedene Möglichkeiten, rechtzeitig und gezielt Einfluss zu nehmen.

Ein (noch) ungewöhnlicher Gedanke ist, sich schon bevor Symptome einer später zu Pflegebedürftigkeit führenden Erkrankung (wie

Demenz) auftauchen, Informationen zu sammeln, die helfen das Wohlbefinden und die psychischen Bedürfnissen zu gewährleisten. Oft wird der Zusammenhang zwischen den eigenen Bindungserfahrungen, einem Mix aus eigenen Erinnerungen, Erzählungen von Eltern, Großeltern oder anderen Verwandten nicht hergestellt.

Eine Möglichkeit der Vorbereitung und Vorsorge ist das Erstellen einer persönlichen Checkliste unter der Fragestellung: „Wie möchte ich im Falle einer Erkrankung an einer Demenz leben?"

Die Checkliste erfordert die rechtzeitige Sammlung biographischer Informationen, solange die Personen, die Auskunft geben können, noch leben. So früh wie möglich sind Informationen, Geschichten, Dokumente oder Bilder von den Großeltern, Eltern, älteren Geschwister, Onkel und Tanten oder Nachbarn zu sammeln.

Das im Anhang enthaltene Erwachsenen Bindungsinterview bietet einen Leitfaden für Gespräche und gezielte Fragen zur eignen Bindungsgeschichte. Die Fragen dienen der Selbstreflexion und geben eine Struktur, die eigenen Erfahrungen so aufzuschreiben und aufzubewahren, dass spätere Bezugspersonen, aber auch spätere Generationen (Familienarchiv), darauf zurückgreifen können.

Es geht nicht darum, sich einem Bindungstyp zuzuordnen, sondern aus der persönlichen Geschichte, aus den Erfahrungen mit den ersten Bindungspersonen, das Ausmaß an erhaltener oder benötigter Bindungssicherheit deutlich werden zu lassen. Je mehr Bindungssicherheit notwendig ist, umso mehr ist die Stabilität des sozialen Umfeldes bei der Zukunftsplanung, beim rechtzeitigen Aufbau und Pflege von Beziehungen, von Bedeutung.

Die Mitarbeiter/innen der Altenpflege (ambulant, teil- und vollstationär) können von der Checklist profitieren. Mehr Sicherheit im Umgang mit Personen auf der Grundlage des Konzeptes einer sicheren Basis, das Gewähren können von Bindungssicherheit bei gleichzeitiger Regulierung der angemessenen Distanz, stärkt nicht nur die Autonomie und Zufriedenheit der Bewohner/innen, sondern ist auch für die professionell Pflegenden eine Hilfe bei der schweren Arbeit. Das Konzept ist Entlastung im Umgang mit Verhaltensproblemen und eine wirksame Prophylaxe gegen das „Ausbrennen" im Beruf. Schützend wirken das gegenseitige Respektieren von Bindungswünschen und Abgrenzungsbedürfnissen.

Die Qualifikation und sich als Person in der richtigen Entfernung zur Verfügung zu stellen, werden durch Fortbildung, Beratung durch Supervision und eine Unterstützung der organisatorischen Abläufe und baulichen Gegebenheiten unterstützt.

Die zukünftigen Heimkonzepte entwickeln sich zunehmend in die Richtung der sicheren Basis, versuchen ein zu Hause in einer vertrauten und sicheren Umgebung zu bieten. Viele Möglichkeiten der Gestaltung des Umfeldes unter Bindungsaspekten können genutzt werden. So ist die räumliche Anordnung des Arbeitsplatzes einer Pflegekraft in einer Station dann günstig, wenn gegenseitiger Blickkontakt jederzeit möglich ist. So kann Bindungssicherheit verstärkt werden, ohne dass ständige unmittelbare Näher erforderlich ist. Durch Gestaltung von Gemeinschaftsräumen wie eigene Wohnzimmer, angemessene Beleuchtung u. a. wird dieser Weg bestärkt.

Das vorliegende Buch soll helfen, auf die noch wenig erschlossenen Ressourcen, die das Bindungskonzept bietet, zu schauen und vielfach nutzen zu lernen.

Anhang

Gesprächsleitfaden nach dem Erwachsenen-Bindungs-Interview von George et al. (1985)

Dieser Leitfaden soll mit seinen Fragen eine Leitlinie für ein Gespräch, für eine Selbstreflexion oder die Aufzeichnung seiner eigenen Bindungserfahrungen anbieten. In diesem Zusammenhang dient der Leitfaden nicht zur Diagnostik eines Bindungstyps. Er kreist, entsprechend des Bindungskonzeptes von Bowlby, um die Themen Beziehung, Trennung und Verlust. Erfasst wird die aktuelle Sichtweise, sowie die kognitive und emotionale Verarbeitung von Bindungserfahrungen aus der erzählten Lebensgeschichte mit Hilfe gezielter Fragen.

Bei der Anwendung des Interviews bei demenzkranken Personen kann zu Beginn einer Demenzerkrankung der Rückgriff auf das Altgedächtnis vergessen geglaubte Erfahrungen wieder auftauchen lassen. Das freie Erzählen ist wichtig. Dadurch entwickeln sich neue Zusammenhänge und Zugänge.

In einem späteren Stadium der Erkrankung werden die in einem Bindungsgespräch erfahrbaren bindungsrelevanten Ereignisse immer schwächer.

Der Bericht von Bezugspersonen ist meist unvollständig und durch eigene Sichtweisen gefärbt. Kinder und Ehepartner haben wenig aus eigener Anschauung erlebt. Günstig ist es, wenn noch Geschwister der Kranken befragt werden können. Bei Gesprächen mit Geschwistern sind auch zusätzliche Themen, wie die Rivalitäten unter den Geschwistern, wer Mutters bzw. Vaters Liebling war, wer vorgezogen wurde oder wer ungerecht behandelt wurde, möglich.

Das Interview soll lediglich ein Leitfaden als Anregung für Gesprächsthemen sein. In der Forschung können die Antworten nach bestimmten Gesichtspunkten ausgewertet und zu Bindungstypen zusammengefasst werden. Die Fragen können sich im Aufbau und Inhalt an folgenden Punkten orientieren:

1. Versuchen Sie, sich an Ihrer Kindheit zu erinnern, so weit Sie es können.
2. Wo sind Sie aufgewachsen, hatten Sie Geschwister, und was haben Ihre Eltern gemacht?
3. Versuchen Sie, die Beziehung zu Ihrem Vater und Ihrer Mutter zu beschreiben.
4. Fühlten Sie sich Ihrem Vater oder Ihrer Mutter näher?
5. Wenn Sie als Kind Kummer hatten, traurig waren, was haben Sie gemacht?
6. Meinen Sie, dass die Erfahrungen, die Sie mit Ihren Eltern gemacht haben, Ihre Persönlichkeit beeinflusst haben?

7. Warum haben sich, Ihrer Meinung nach, Ihre Eltern so verhalten, wie sie es getan haben?
8. Ist die Beziehung zu Vater und Mutter über die Jahre hinweg gleich geblieben oder hat sie sich verändert? Und warum hat sie sich verändert?
9. Wie ist die Beziehung zu Vater und Mutter jetzt? Wohnen Sie am selben Ort, und wie oft sehen Sie Ihre Eltern?
10. Gab es in Ihrer Kindheit andere wichtige Erwachsene? Hatten Sie zu diesen eine Eltern ähnliche Beziehung?
11. Haben Sie Ihre Großeltern gekannt, und wie war die Beziehung zu ihnen?
12. Können Sie sich erinnern, wann Sie das erste Mal von Ihren Eltern getrennt waren?
13. Haben Ihnen Ihre Eltern manchmal gedroht? Womit haben sie gedroht? Und wie ging es Ihnen dabei?
14. Fühlten Sie sich als Kind manchmal zurückgewiesen?
15. Haben Sie in der Kindheit einen für Sie wichtigen Menschen verloren? Wie alt waren Sie damals? Wie erging es Ihnen damals? Wie kamen Sie darüber hinweg? Haben Sie im Erwachsenenalter jemand verloren, der Ihnen nahe stand?
16. Waren Sie als Kind längere Zeit von den Eltern (anderen wichtigen Bezugspersonen) getrennt? Wann und wie oft? Wie ist es Ihnen dabei ergangen?
17. Wenn Sie selbst Kinder haben: wie würden Ihre Kinder wichtige Fragen aus diesem Leitfaden in Bezug auf Sie beantworten?

Glossar

Abwehrmechanismen dienen zur Erhaltung des seelischen Gleichgewichtes. Sie stehen im Dienste des Ich und helfen, das Selbstwertgefühl nach innen und außen zu stabilisieren. Meistens sollen unbewusste Ängste vor Versagen, Zurückweisung oder Peinlichkeit vermieden werden. Können die Abwehrmechanismen die Impulse, die nicht bewusst werden sollen, nicht unterdrücken, entstehen Schuldgefühle, Ekel- oder Schamgefühle oder die Angst, die Kontrolle zu verlieren.

Bindung bezeichnet eine zielgerichtete, stabile und emotional bedeutungsvolle Beziehung zu anderen Menschen.

Bindungsrepräsentanzen spiegeln das innere Bild der Beziehung zu einer Bindungsperson wieder. Das innere Bild von Beziehungen wird prägend dafür, wie Bindungen im späteren Leben eingegangen und bewertet werden. In der Bindungstheorie werden diese Repräsentanzen auch als inneres Arbeitsmodell bezeichnet. Begriffe wie Bindungsmuster oder gedankliche (kognitive) Schemata werden von verschiedenen psychotherapeutischen Schulen jeweils aus etwas anderen Perspektiven heraus verwendet. Der Begriff der Bindungsrepräsentanzen stammt aus der Psychoanalyse.

Bindungstypen wurden von John Bowlby und seinen Schülern beschrieben. Grundsätzlich wird dort zwischen einer sicheren und einer unsicheren Bindung unterschieden. Je nach dem, wie auf Bedrohung, Verlust oder Trennung reagiert wird, unterscheidet man die unsicher-vermeidende, unsicher-verstrickte oder zwiespältige sowie die unsicher-desorganisierte Bindung. Die Bindungstypen sind bei jedem Menschen in verschiedener Ausprägung der Anteile von sicher und unsicher zu beobachten. Daher spricht man auch von überwiegend sicheren oder unsicheren Bindungsanteilen.

Bindungsverhalten ist ein bindungssuchendes Verhalten, eine Suche einer sicheren Bindungsperson. Ziel ist es, durch die Bindungsperson den befürchteten oder realen Verlust von Nähe und Schutz zu bewahren oder wieder herzustellen. Dazu werden bestimmt Signale ausgesandt. Die typischen Verhaltensweisen können von Gesten (Heranwinken) über rufen bis zur Demonstration von Hilflosigkeit gehen, die ein Einschreiten der Bindungsperson erforderlich macht.

Burn-out bezeichnet das emotionale Ausbrennen, einen chronisch verlaufenden, körperlichen und seelischen Erschöpfungszustand bis hin zu ernsten psychischen Störungen. Verstärkende Situationen sind Arbeitsüberlastung oder schlechte und unbefriedigende Arbeitsbedingungen ohne Hoffnung auf Änderungen. Besonders gefährdet sich Angehörige der helfenden Berufe, die an sich selbst und an ihre Leistungen hohe Ansprüche stellen.

Coping ist weitgehend identisch mit dem Begriff der Bewältigungsstrategie und bezeichnet die Strategien, mit denen eine Person versucht, belastende Situationen zu meistern. Ziel ist es, einen Gleichgewichtszustand aufrechtzuerhalten oder herzustellen, in welchem Spannungen abgebaut und/oder Bedrohungen abgewendet werden können.

Dementia Care Mapping (DCM) ist ein Beobachtungsverfahren, das speziell für Menschen mit Demenz entwickelt wurde, um das Wohlbefinden dieser Personen durch Fremdbeobachtung einzuschätzen. Die Grundlage des DCM ist die Werteorientierung der „personenzentrierten Pflege" oder „Positiven Personenarbeit" nach Tom Kitwood. So kann mit dem DCM eingeschätzt werden, inwiefern bestimmte Maßnahmen, Bedingungen der Umgebung oder Verhaltenweisen der Pflegenden zum Wohlbefinden beitragen oder eher schädlich sind. Dies gilt als Kriterium für die Qualität der Pflege. Die Beobachtung erfolgt nach bestimmten Regeln und wird in einer Kodierung festgehalten. Ziel ist es, neben der Erfassung von Pflegequalität auch Wege zur Verbesserung der Lebensqualität der Menschen mit Demenz erkennbar werden zu lassen.

Demenz bezeichnet eine erworbene Hirnleistungsstörung mit kognitiven Störungen, Gedächtniseinbußen, Veränderungen der Wahrnehmung, des logischen und planenden Denkens, der Orientierung, der Handlungsabläufe und im Gefühlsleben. Diese Störungen müssen in ihrer Ausprägung (leicht, mittel, schwer) die Alltagskompetenz beeinträchtigen. Um akute Verwirrtheitszustände nicht mit einer Demenz zu verwechseln, sollen die Störungen mindestes über 6 Monate vorhanden sein.

Empathie bezeichnet das Einfühlungsvermögen als die Fähigkeit, sich in die Gefühlslage eines anderen Menschen hineinversetzen zu können.

Neuronales Netzwerk: Als Neuron werden die Nervenzelle und ihre verbindenden Fortsätze zu anderen Nervenzellen bezeichnet. Die Kontaktstellen zur Verbindung mit anderen Neuronen werden Synapsen genannt. 100 Milliarden Nervenzellen stehen miteinander in Verbindung. Die Fortsätze aller Zellen miteinander verbunden, ergäben einen Faden von 100.000 Kilometern Länge. Die Zahl der möglichen Verbindungen macht die Kapazität unsers Gehirns aus. Je besser das neuronale Netzwerk entwickelt ist, umso länger kann dieses schädigenden Einflüssen standhalten. Entwickelt und gefestigt wird das Netzwerk durch lebenslange körperliche, geistige und soziale Aktivitäten.

Posttraumatische Belastungsstörung: Diese entsteht als eine verzögerte, oft langandauernde Reaktion auf ein belastendes Ereignis oder eine Situation, verbunden mit außergewöhnlicher Bedrohung oder von katastrophenartigem Ausmaß, die bei fast jedem eine tiefe Verzweiflung hervorrufen würde. Typische Merkmale sind das wiederholte Erleben des Traumas in sich aufdrängenden Erinnerungen, Träumen oder Alpträumen, die vor dem Hintergrund eines andauernden Gefühls von emotionaler Stumpfheit auftreten. Häufig tritt ein Zustand von vegetativer Übererregtheit mit Vigilanzsteigerung, einer übermäßigen Schreckhaftigkeit und Schlafstörung verbunden mit Angst und Depression auf. Die Latenzzeit bis zum Ausbruch beträgt wenige Wochen bis zu mehreren Jahren. In der Mehrzahl der Fälle kann ein guter Ausgang, am besten mit Unterstützung durch eine Psychotherapie, erwartet werden.

Realitäts-Orientierungs-Training (ROT): Das Realitäts-Orientierungs-Training ist ein Verfahren zur gezielten Förderung der aktuellen zeitlichen, örtlichen und personellen Orientierung. Ziele sind die Verbesserung von Orientierung und Gedächtnis, Stärkung der persönlichen Identität, Ermutigung von Kommunikation und eigenem Handeln sowie der Aufbau und die Unterstützung sozialer Kontakte zur Herstellung von Zugehörigkeit. ROT verbessert die Förderung sicherer Bindungsanteile; eine sichere Basis und die Ermunterung zur Auseinandersetzung mit der aktuellen Umwelt bedingen sich gegenseitig. Ein Stärken der Realitätsprüfung ist gleichzeitig eine vorbeugende Maßnahme gegen pathologische Regression.

Regression ist ein zentral steuernder, seelischer Vorgang bei Demenz. Regression gehört zu den Abwehrmechanismen und bedeutet das Widerauftreten seelischer Funktionen aus früheren Entwicklungsphasen. Regression tritt auf, wenn Verluste oder Konflikte eintreten, die mit den aktuellen Möglichkeiten nicht verarbeitet werden können. Ein großer Teil dieser Vorgänge läuft unbewusst ab. Dementsprechend liegen die Konflikte im Bereich des seelischen Gleichgewichtes zwischen Anforderungen (Normen), Motivationen und dem notwendigen Schutz des Selbstwertgefühls (Ich-Schutz). Eine Demenz schwächt die Ich-Funktionen und aktiviert damit (Schutz) Mechanismen, neben der Regression auch andere Abwehrmechanismen. Der Rückgriff auf früher erfolgreiche Konzepte vermittelt zugleich Sicherheit, bewirkt Zuwendung und Hilfe. Der Zusammenbruch dieses Schutzes kann zur pathologischen Regression führen. Eine negative (gelegentlich aggressiv getönte) Spirale von Hilflosigkeit und erforderlicher Unterstützung entwickelt sich.

Selbst-Erhaltungs-Therapie (SET): Geht davon aus, dass Wissen um das eigene Selbst in Vergangenheit und Gegenwart den Kern der Identität jeder Person bildet. In einem strukturierten Übungsprogramm wird dieses Wissen zur Verbesserung des Selbstwertgefühls und Selbstbewusstseins, und damit auch des Wohlbefindens, in der Praxis eingesetzt. SET hat enge Beziehungen zur Vermittlung von Bindungssicherheit durch Aktivierung kompetenter Anteile der Beziehungsgestaltung aus der Lebensgeschichte.

Snoezelen fördert angenehme Empfindungen mit dem Ziel, zu beruhigen und zu entspannen. Dazu trägt eine sichere und sanft stimulierende Umgebung bei, der Snoezel-Raum. Ziel ist eine sanfte Anregung der Sinne – keine Überstimulation. Dementsprechend sind die Gestaltung von Farben und Einrichtung, sowie die Angebote von sinnlicher Erfahrung aufeinander abzustimmen.

Sun Downing Phänomen bezeichnet die Zunahme von Verhaltensproblemen, psychomotorischer Unruhe, wahnhafter Symptome oder des Wunsches, nach Hause zu wollen am Nachmittag bis gegen Abend. Veränderungen des Biorhythmus, Veränderung der Wahrnehmung durch veränderte Lichtverhältnisse (z. B. Schattenbildung) und zunehmende Erschöpfung im Tagesverlauf werden zur Erklärung herangezogen.

Übergangsobjekt ist ein Vermittler von Bindung in einer Phase zwischen Abhängigkeit und autonomen Handeln. In der Entwicklung hilft es bei der Ablösung von den ersten Bezugspersonen – im Falle einer Demenz hilft es, frühe Erfahrungen mit Nähe und Sicherheit über das Bindungsobjekt wieder zu aktivieren. Übergangsobjekte können Stofftiere, lebendige Tiere oder Gegenstände des persönlichen Besitzes sein. Sie sind nicht bei allen Personen anwendbar. Voraussetzung für den hilfreichen Einsatz ist die Akzeptanz sowie die autonome Verfügbarkeit über diese Objekte.

Validation bedeutet Bestätigung und Wertschätzung der Gefühlswelt einer Person. Über die Gefühlsebene wird ein Zugang zu dem Erleben und Verhalten von Personen mit Demenz gefunden. Jedes Verhalten hat seine Bedeutung, die über den Zugang der Validation erfahren werden kann. Validation stärkt die sicheren Bindungsanteile durch Wahrnehmen und Akzeptieren der Person, so wie sie ist.

Wahn ist eine Fehlbeurteilung der Realität. Es entwickeln sich krankhaft falsche Überzeugungen, die sich nicht mit der Realität vereinbaren lassen. Der Wahnkranke ist in seiner Überzeugung nicht korrigierbar und hält unbeirrt daran fest. Er hat kein Bedürfnis, seine wahnhafte Meinung zu überprüfen. Im Alter bestehen besondere Risiken einer wahnhaften Störung, die sich im Rückzug und zunehmender Einsamkeit (Teufelskreis), in Beziehungsstörungen zu Personen im Umfeld durch Streit, Angriffe oder ungerechtfertigte Anschuldigungen zeigen können. In der Pflege können Nahrungsverweigerung (Vergiftungsängste), Probleme bei der medizinischen Behandlung durch unsichere Einnahme der Medikamente sowie Nebenwirkungen der Neuroleptika auftreten. Die Beziehungen sind durch Vermeidung und Misstrauen geprägt.

Literatur

Adler, C. et al. (1996): Belastungserleben pflegender Angehöriger von Demenzpatienten. Zeitschrift für Gerontologie und Geriatrie, 29, 146–149

Bartholomew, K. (1997): Adult attachment process: Individual and couple perspectives. Brit. J Med Psychol 70(3), 249–263

Bauer, J. u. a. (1998): Lebenslaufuntersuchungen bei Alzheimer-Patienten. In: Kruse, A. (Hrsg.): Psychosoziale Gerontologie, Band 2. Hogrefe Verlag, Göttingen, 251–274

Beatson, J. u. a. (2003): Predisposition to depression: the role of attachment. Australian and New Zealand Journal of Psychiatry 37, 219–225

Berghoff, I. (1998): Förderpflege mit Dementen – Das Selbst-Erhaltungs-Konzept (SET). Eigenverlag Mülheim-Ruhr

Bowlby, J. (1969): Attachment and loss: Attachment. Basic Books, New York

– (1973): Attachment and loss: Separation anxiety and anger. Basic Books, New York

– (1980): Attachment and loss: Loss, sadness and depression. Basic Books, New York

Ettrich, K.U. (Hg.) (2004): Bindungsentwicklung und Bindungsstörung. Georg Thieme Verlag, Stuttgart/New York

Feil, N. (2002): Validation. Ein Weg zum Verständnis verwirrter alter Menschen. 7. Aufl. Ernst Reinhardt Verlag, München/Basel

George, C., Kaplan, N., Main, M. (1985): The Adult Attachment Interview. University of California, Berkley

Grawe, K. (1998): Psychologische Therapie. Hogrefe Verlag, Göttingen

Heine, H. (2004): Die perineurale Matrix bei Alzheimer Demenz. Geriatrie Journal 6, 31–36

Herriger, N. (2002): Empowerment in der sozialen Arbeit. 2. Aufl. Kohlhammer Verlag, Stuttgart/Berlin/Köln

Heuft, G. (1999): Trauma-Reaktivierung im Alter. Z. Gerontol Geriat 32, 225–230

Höft, B., Paulus, H. J. (1996): Leitlinien für eine integrative Betreuung dementer Bewohner in Altenpflegeeinrichtungen. Z. Gerontol. Geriat. 29, 150–158

Ingebretsen, R., Solem, P. E. (1998): Spouses of persons with dementia: Attachment, loss and coping. Norwegian Journal of Epidemiology 8(2), 149–156

Kitwood, T. (2000): Demenz – Der personenzentrierte Ansatz im Umgang mit verwirrten Menschen. Verlag Hans Huber, Bern/Göttingen

Klessmann, E. (1990): Wenn Eltern Kinder werden und doch Eltern bleiben – Die Doppelbotschaft der Altersdemenz. Verlag Hans Huber, Bern/Göttingen

Köhler, L. (1999): Adaptive und maladaptive Aspekte der Bindung. In: Buchheim, P., Cierpka, M., Seifert, Th. (Hrsg.): Lindauer Texte. Springer Verlag, Berlin/Heidelberg/New York

Kolanowski, A. M., Whall, A. L. (1996): Life-Span perspective of personality in dementia. Image J Nurse Sch 28, 315–320

Kubat, H., Bahro, M. (2001): Ressourcenaktivierung bei depressiven älteren Patienten. Fortschr Neurol Psychiat 69, 10–18

Lucic, S., Schibli, D. (2001): Essen ohne Besteck – Fingerfood. In: Brücken in die Zukunft. Deutsche Alzheimer-Gesellschaft, Berlin

Maercker, A. (Hg.) (2002): Alterspsychotherapie und klinische Gerontopsychologie. Springer Verlag, Berlin/Heidelberg/New York

Magai, C., Cohen, C. I. (1998): Attachment style and emotion regulation in dementia patients and their relation to caregiver burden. J Gerontol B Psychol Sci Soc Sci 53(3), 147–154

Mills, M. A., Coleman, P. G. (2002): Lebensrückblickinterventionen bei älteren Menschen. In: Maercker, A. (Hrsg.), 359–374

Nestmann, F. (1996): Psychosoziale Beratung – Ein ressourcentheoretischer Entwurf. Verhaltenstherapie und psychosoziale Praxis 28, 359–376

Neumann, E.-M., Soller, G. (1994): „Rooming-in" für pflegende Angehörige. Eine Möglichkeit zur angemesseneren Betreuung Demenzkranker im Akutkrankenhaus? Pflege aktuell 6/94, 374–376

Perrig-Chiello, P. u. a. (1996): Wohlbefinden, Gesundheit und Autonomie im Alter. Die Basler IDA-Studie. Z Gerontol Geriat 29, 95–109

Podoll, K., Stuhlmann, W. u. a. (1992): Übergangsobjekte als Regressionsphänomene bei dementen Patienten. Nervenarzt 63, 276–280

Powell, J. (2000): Hilfen zur Kommunikation bei Demenz. Kuratorium Deutsche Altershilfe, Köln

Radebold, H. (1994): Das Konzept der Regression: Ein Zugang zu spezifischen, bei dementiellen Prozessen zu beobachtenden Phänomenen. In: Hirsch, R. D. (Hrsg.): Psychotherapie bei Demenzen. Steinkopff Verlag, Darmstadt, 27–34

Richard, N. (2001): Demenz, Kommunikation und Körpersprache – Integrative Validation (IVA). In: Tackenberg, P., Abt-Zegelin, A. (Hrsg.): Demenz und Pflege – eine interdisziplinäre Betrachtung. Mabuse Verlag, Frankfurt/Main, 142–147

Romero, B. (1997): Betreuungsprinzipien, psychotherapeutische Interventionen und Bewahren des Selbstwissens bei Alzheimer Kranken. In: Weis S., Weber G. (Hrsg): Handbuch Morbus Alzheimer. Neurobiologie, Diagnose und Therapie. Psychologie Verlags Union, Weinheim, 1209–1252

Ruhe, H. G. (1998): Methoden der Biografiearbeit. Beltz Verlag, Weinheim/Basel

Schauenburg, H. (2002): Zur Bedeutung des Bindungsverhaltens für die Psychotherapie der Depression. Nervenheilkunde 9: 482–486

Schemmel, H., Schaller, J. (Hrsg.) (2003): Ressourcen – Ein Hand- und Lesebuch zur therapeutischen Arbeit. dgvt Verlag, Tübingen

Schmidbauer, W. (1977): Die hilflosen Helfer. Über die seelische Problematik der helfenden Berufe. Rowohlt Verlag, Reinbek

Scholich, A., Sevecke, I., Wienß, P., Pischke, H. (2003): Fotokiste. Zur Biografiearbeit mit dementen Menschen. Diakonie Düsseldorf – Leben im Alter. Vincentz Verlag, Hannover

Schweitzer, P. (2003): Fünf Jahre Erinnerungspflege bei Menschen mit Demenz in Europa – Gero Care, KDA Köln

Schweppe, C. (1998): Biographisierung der Altersphase und Biographieorientierung in der sozialen Arbeit. Z. Gerontol. Geriat. 31, 325–330

Seligman, M. P. (1999): Erlernte Hilflosigkeit. Beltz, Weinheim

Strauß, B., Buchheim, A., Kächele, H. (Hrsg.) (2002): Klinische Bindungsforschung. Schattauer Verlag, Stuttgart/New York

Stuhlmann, W. (1998): Durch alle fünf Sinne leben. In: Möglichkeiten zur Aktivierung und zur Beschäftigung demenzkranker alter Menschen. 4. Aufl. Alzheimer Schriften, Verlag Mainz, Aachen

– (2000): Psychotherapie im Alter. In: Möller, H. J. (Hrsg.): Lehrbuch der psychiatrischen Therapie. Thieme Verlag, Stuttgart/New York, 1222–1231

Wensauer, M., Grossmann, K. E. (1995): Qualität der Bindungsrepräsentation, soziale Integration und Umgang mit Netzwerkressourcen im höheren Erwachsenenalter. Zeitschrift für Gerontologie und Geriatrie 28, 444–456

–, – (1998): Bindungstheoretische Grundlagen subjektiver Lebenszufriedenheit und individueller Zukunftsorientierung im höheren Erwachsenenalter. Zeitschrift für Gerontologie und Geriatrie 31, 362–370

Willi, J. (1975): Die Zweierbeziehung. Rowohlt Verlag, Reinbeck

Willutzki, U. (2003): Ressourcen: Einige Bemerkungen zur Begriffsklärung. In: Schemmel, H., Schaller, J. (Hrsg.): Ressourcen – Ein Hand- und Lesebuch zur therapeutischen Arbeit. dgvt Verlag, Tübingen, 91–109

Winnicott, D. W.(1987): Vom Spiel zur Kreativität. Klett-Cotta, Stuttgart

Sachregister

Naomi Feil

Validation in Anwendung und Beispielen

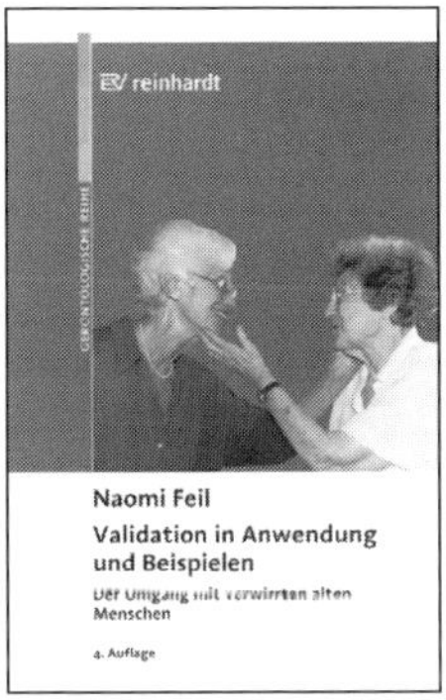

Naomi Feils Validationsmethode hat sich im Umgang mit desorientierten alten Menschen bewährt. Denn Validation lässt die innere Erlebniswelt des verwirrten alten Menschen gelten. Empathie und Anerkennung gehören dabei zur Grundhaltung der Pflegenden. Wie die Validation mit Hilfe verbaler und nonverbaler Kommunikationstechniken gelingen kann, zeigt das vorliegende Praxisbuch in zahlreichen Beispielen und Anwendungen. Eine Pflichtlektüre für alle, die verwirrte alte Menschen umsorgen und pflegen!

Der Umgang mit verwirrten alten Menschen

Aus dem Amerikanischen von H. Hoffer und E. Valente

(Reinhardts Gerontologische Reihe; 17)

4. Auflage 2004
262 Seiten. 2 Tab.
(3-497-01687-X) kt

Aus dem Inhalt

Über die Alzheimersche Krankheit und die Anwendung von Validation:
Lebensentwicklung und das Bedürfnis nach Validation: Die sehr Alten, Demenz und menschliche Grundbedürfnisse. Das Konzept und die Techniken von Validation. Die vier Abschnitte der Aufarbeitungsphase des Lebens. Validation mit Personen, die mangelhaft oder unglücklich orientiert sind. Einsatz von Validation bei Menschen, die zeitverwirrt sind. Einsatz von Validation bei Personen im Stadium der sich wiederholenden Bewegungen. Einsatz von Validation bei Personen im Stadium des Vegetierens. Vorteile von Validation für professionelles Pflegepersonal. Vorteile von Validation für pflegende Familien. Unterschiede zwischen Validation und anderen Therapieformen, die bei verwirrten Hochbetagten angewendet werden
Validation in der Praxis
Gruppenvalidation: Wie man eine Validationsgruppe aufbaut. Wem nützt Gruppenvalidation? Die Rolle der Validationsgruppenleiter. Die Rolle der Co-Leiter. Beispiel einer Validationsgruppe

Naomi Feil / Evelyn Sutton / Frances Johnson
Trainingsprogramm Validation

Baustein 1
Aus dem Amerik. von Andreas Gerold
(Reinhardts Gerontologische Reihe; 23a)
2001. DIN A4
55 Seiten. 3 Abb.
(3-497-01558-X) geh

Baustein 2
Aus dem Amerik. von Andreas Gerold
(Reinhardts Gerontologische Reihe; 23b)
2001. DIN A4
39 Seiten. 5 Abb.
(3-497-01559-8) geh

Overheadfolien
Aus dem Amerik. von Andreas Gerold
(Reinhardts Gerontologische Reihe; 23c)
2001. DIN A4
20 Folienblätter
(3-497-01560-1)

Naomi Feils Bücher über die Validationsmethode sind für den Umgang mit verwirrten alten Menschen unverzichtbar. Nun gibt es endlich auch ein Trainingsprogramm, mit dem man Fachkräfte systematisch in den Techniken der Validation schulen kann! In zwei aufeinander aufbauenden Bausteinen wird den Lehrkräften gezeigt, wie man dem Pflegepersonal mit Übungen, Rollenspielen und visuellen Hilfsmitteln die Konzepte und Techniken der Validation vermittelt.

Baustein 1 präsentiert ein Curriculum für die Einführung in die Theorie der Validation, verschafft Einblick in die Welt verwirrter alter Menschen und fördert einfühlsames Verhalten in der täglichen Praxis.
Mit Baustein 2 werden verbale und nonverbale Validationstechniken und ihre praktische Anwendung trainiert.
Ein Set von Overhead-Folien veranschaulicht den Lehrstoff.

Aus dem Inhalt

Baustein 1: Grundlegende Konzepte. Gelingendes Altern. Das Lebensstadium der Aufarbeitung. Alternsprozess und Desorientierung. Merkmale von Menschen in den vier Phasen des Aufarbeitens

Baustein 2: Ziele der Validation. Zur Beurteilung eines Falles: Wann sollte Validation angewendet werden? Verbale und nonverbale Techniken. Das Wissen über Validation in die eigene Praxis einbringen

Naomi Feil und Ed Feil

Zwei Lehrfilme zur Validation

Dieses Lehrvideo eignet sich für den Unterricht in Validation. Es enthält zwei Filme: „Die vier Phasen der Aufarbeitung“ (8 Min.) und „Myrna“ (26 Min.).

Der erste Film ist ideal für einen Einstieg in die Validation. Naomi Feil erklärt darin die vier Phasen von der ersten, leichten Desorientierung bis hin zur Phase des Vegetierens. Sie spielt typische Szenen vor.

Der zweite Film enthält eine durchgehende Geschichte: Naomi Feil spielt eine alte Frau namens Myrna, die zunehmend verwirrter wird. Myrna hat das Glück, auf die Betreuerin Sally zu treffen, die die Validationsmethode auf beeindruckende Weise anwendet und erklärt.

Die vier Phasen der Aufarbeitung (8 Min.), Myrna (26 Min.)

(Reinhardts Gerontologische Reihe; 26)

2001. VHS-Video. 34 Min. Mit dt. Untertiteln (3-497-01590-3)

Ernst Reinhardt Verlag • München Basel
E-Mail: info@reinhardt-verlag.de
http://www.reinhardt-verlag.de

reinhardt

Silke von Zedlitz-Herpertz
Aktivierende Förderung mit älteren Menschen

Übungssammlung

Mit einem Geleitwort von R. D. Hirsch

(Reinhardts Gerontologische Reihe; 31)

2004. 140 Seiten (3-497-01712-4) kt

Wenn ältere Menschen pflegebedürftig werden, kommt ausreichende Bewegung oft zu kurz. Dabei kann man schon mit einfachen Übungen die Lebensqualität Kranker und Pflegebedürftiger verbessern. Denn die Bewegung hält den Körper in Schwung, sie wirkt sich positiv auf Wahrnehmung, Aufmerksamkeit, Gedächtnis, Gefühle und Wohlbefinden aus.

Dieses Buch stellt eine Fülle gut durchführbarer Übungen vor: vom passiven Dehnen und Schütteln über Entspannungsübungen bis hin zur Arbeit mit Bällen, Tüchern u.a. Die Übungen können einzeln ebenso gut durchgeführt werden wie in der Gruppe, im Klinikalltag ebenso wie in der Pflege zu Hause. Zu jeder Übung finden sich Hinweise zu Indikationen und Kontraindikationen. Berücksichtigt werden auch Erkrankungen wie Depression oder Demenz und altersbedingte Begleiterscheinungen.

Eine unverzichtbare Übungssammlung mit vielen guten Ideen!

Maria Langfeldt-Nagel
Gesprächsführung in der Altenpflege

Das Gespräch gehört zu den wichtigsten Aufgaben der Altenpflege. Wie kann man sich in alte Menschen einfühlen, wie sie verstehen ? Wie kann man mit dementen oder depressiven alten Menschen umgehen, wie auf aggressives Verhalten reagieren? Im Team wird besprochen und informiert. Wie kritisiert man, ohne zu verletzen? Wie bewältigt man Konflikte? Wie berät man Angehörige? Wie erkennt man krisenhafte Entwicklungen und welche Unterstützung kann man geben, um sie zu verhindern?
Die Autorin zeigt, wie Kommunikation auch in der Hektik des Alltags gelingen kann. An Fallbeispielen wird demonstriert, wie sich unterschiedliches Gesprächverhalten auswirkt, und wie man geeignete Strategien von ungeeigneten unterscheiden kann. Die Arbeit im Heim wird dabei ebenso berücksichtigt wie die des ambulanten Dienstes.

Das Buch deckt wichtige Lernfelder der Altenpflegeausbildung in Deutschland, Österreich und der Schweiz ab. Es enthält zahlreiche Übungsaufgaben und Anregungen zur vertiefenden Diskussion.

Ein grundlegendes Lehrbuch für die Altenpflegeausbildung!

Lehrbuch

(Reinhardts Gerontologische Reihe; 32)

2004. 255 Seiten.
20 Abb. 7 Tab.
137 Übungsaufgaben
(3-497-01720-5) kt

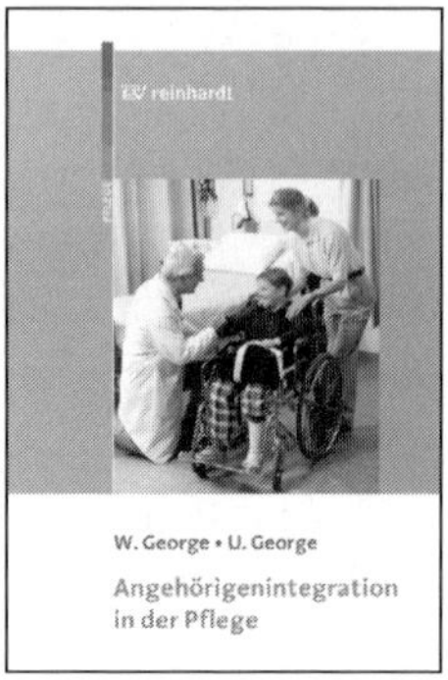

Mit einem Vorwort von Uwe Prümel-Philippsen

2003. 262 Seiten. 9 Abb. 41 Tab. (3-497-01676-4) kt

Wolfgang George / Ute George

Angehörigenintegration in der Pflege

Sie stellen lästige Fragen, nehmen Zeit und Geduld in Anspruch und kritisieren, sie wollen aufgeklärt, beruhigt, getröstet und unterstützt werden: Die Angehörigen von Patienten kommen im hektischen Klinikalltag oft zu kurz. Dabei spielen gerade sie für die Genesung des Patienten eine herausragende Rolle: Sie sind Ko-Pfleger, aufmerksame Beobachter der Krankheitsentwicklung, Terminmanager und psychische Stütze zugleich.
In der professionellen Pflege hat man diesen Stellenwert erkannt und bemüht sich zunehmend um eine adäquate Integration der Angehörigen im Gesundheitswesen. Dieses Buch zeigt fachlich fundiert und praxisnah, wie die einzelnen Berufsgruppen im Gesundheitswesen die Angehörigenintegration verbessern können. Dabei werden die einzelnen Schritte im Versorgungsprozess untersucht: Vom Erstkontakt über Informations-, Beratungs- und Konfliktgespräche bis hin zur Rückkehr des Patienten ins eigene Heim bieten sich zahlreiche Möglichkeiten, Angehörige sinnvoll einzubinden und damit Genesung und Wohlbefinden des Patienten zu fördern. Besonderen Herausforderungen wie der Sterbebegleitung, Intensivstation oder der Situation von Eltern erkrankter Kinder wird ebenfalls Rechnung getragen. Diskutiert werden außerdem die Angehörigenintegration als Unterrichtsthema in Ausbildung und Lehre und die Konsequenzen für ein Qualitätsmanagement im Gesundheitswesen.

Mit Literaturempfehlungen, Glossar und Schlüsselbegriffen am Ende jedes Kapitels – besonders für Ausbildung und Studium geeignet!

reinhardt

Ernst Reinhardt Verlag • München Basel
E-Mail: info@reinhardt-verlag.de
http://www.reinhardt-verlag.de